消毒供应专业网络教育系列教材

消毒供应基础

主　审　冯秀兰　任伍爱

主　编　王亚娟　韩　辉

人民卫生出版社

·北京·

图书在版编目（CIP）数据

消毒供应基础/王亚娟，韩辉主编.—北京：人民卫生出版社，2022.1
ISBN 978-7-117-29533-8

Ⅰ.①消… Ⅱ.①王… ②韩… Ⅲ.①医院－消毒－基本知识 Ⅳ.①R187

中国版本图书馆 CIP 数据核字（2021）第 181067 号

人卫智网	**www.ipmph.com**	医学教育、学术、考试、健康，购书智慧智能综合服务平台
人卫官网	**www.pmph.com**	人卫官方资讯发布平台

消毒供应基础
Xiaodu Gongying Jichu

主　　编：王亚娟　韩　辉
出版发行：人民卫生出版社（中继线 010-59780011）
地　　址：北京市朝阳区潘家园南里 19 号
邮　　编：100021
E - mail：pmph @ pmph.com
购书热线：010-59787592　010-59787584　010-65264830
印　　刷：人卫印务（北京）有限公司
经　　销：新华书店
开　　本：787 × 1092　1/16　**印张：**13
字　　数：276 千字
版　　次：2022 年 1 月第 1 版
印　　次：2022 年 1 月第 1 次印刷
标准书号：ISBN 978-7-117-29533-8
定　　价：70.00 元

打击盗版举报电话：010-59787491　E-mail：WQ @ pmph.com
质量问题联系电话：010-59787234　E-mail：zhiliang @ pmph.com

《消毒供应基础》

编写委员会

《消毒供应专业网络教育系列教材》

编写委员会

序

医院消毒供应中心承担着医院内所有重复使用诊疗器械、器具和物品的清洗消毒与灭菌工作，是医院感染预防与控制的重要部门之一。

随着医学科学的发展，诊疗技术发生显著变化，移植、置换、微创手术及介入性诊疗技术普遍应用于临床，与之相匹配的是电子、光学、橡胶、金属等多种材质复合制成的精密、复杂、昂贵的诊疗器械。这些器械广泛应用于临床，使得使用后的处理难度和复杂程度大大增加，给消毒供应中心人员带来了前所未有的挑战和机遇。

我国医院消毒供应专业发展相对滞后于诊疗技术的发展，存在起步较晚、人员知识陈旧、管理理念相对落后等问题。同时，由于医院及相关部门重视不够，管理及保障不到位，致使消毒供应长期实行分散管理。近年来发生于手术部（室）的与器械消毒灭菌相关的重大感染事件，折射出医院消毒供应专业不能适应临床诊疗技术快速发展和医院感染预防与控制的需求。

2009 年，卫生部第一次颁布了三项有关医院消毒供应中心的强制性卫生行业标准，即《医院消毒供应中心　第 1 部分：管理规范》（WS 310.1）、《医院消毒供应中心　第 2 部分：清洗消毒及灭菌技术操作规范》（WS 310.2）、《医院消毒供应中心　第 3 部分：清洗消毒及灭菌效果监测标准》（WS 310.3），在宣传、贯彻、落实标准到追踪检查标准落实情况等一系列举措下，经过 9 年孜孜不倦的努力与实践，在各级卫生行政部门的领导下，在各医院领导的重视支持下，我国绝大多数的消毒供应中心经过了改建、扩建、新建、人员更新与培训、制度完善等努力后，消毒供应中心的软件、硬件条件得到了极大的改观。部分三级医院的硬件设施、工作流程合理性和规范性，接近甚至超过了国际发达国家消毒供应中心的水平。2013—2014 年，国家卫生计生委先后对 9 省市的标准实施情况、5 省市植入物与外来器械管理情况进行追踪评价，2016 年 12 月，国家卫生计生委颁布了修订后的"WS 310.1""WS 310.2""WS 310.3"三项标准，并从医院管理和消毒供应中心等不同层面提出了进一步要求。

医院领导层重视，消毒供应中心的建筑与设备等硬件条件比较容易得到改善，但是队伍的成长、特别是适应现代化消毒供应中心管理人才的培养，则不是一朝一夕的事情，需要从事消毒供应工作的骨干们努力学习，需要知识的积累和沉淀。

2018 年，山东大学医药卫生管理学院在国内率先开展消毒供应专业专升本的网络教学，为骨干们创造学习条件。《消毒供应基础》作为培训教材，内容涵盖消毒供应的概念、发展简史、现代化消毒供应中心的特征、规范和标准、消毒供应中心常用耗材、常用消毒灭菌方法以及消毒供应中心的信息化管理等方面。希望它能为我国消毒供应专业人员的专业性、系统性、科学性培训起到抛砖引玉的作用。随着消毒供应专业人才队伍的培育、成长和壮大，一定能不断地促进我国消毒供应专业的发展，不断追赶、超越全球消毒供应专业的发展步伐，为护理事业，乃至人类健康做出应有的贡献。

巩玉秀

2021 年 1 月

前言

近年来，随着临床医学的迅速发展，各种新技术、新设备、新仪器、新器械如雨后春笋般出现，在提高医疗水平的同时也增加了患者发生医院感染的风险。为适应时代发展的需要，提升消毒供应行业的专业水平，推进和落实国家相关医疗标准，保障患者医疗安全。山东大学医药卫生管理学院医院感染管理培训中心在国内率先开设消毒供应专业本科网络学位学历教育，以提高消毒供应从业人员的理论水平和实践能力，加快专业人才队伍建设，实现消毒供应向专业化、规范化、学术化方向的开创性转变。

为保证教材内容质量，消毒供应系列教材邀请全国优秀专家、组建多元化师资队伍担任教材的主审、主编和编委。《消毒供应基础》作为本专业的基础学科，由本行业内专家冯秀兰、任伍爱担任主审，两位学者渊博的专业知识和严谨的治学态度保证了教材的质量和特色；王亚娟、韩辉担任主编，统领全局、把握方向，明晰了本书纲领，细化了内容；副主编亓卫东、高海燕分担了大量编写、审查工作，使教材得以保质保量地按时完成。

除此之外，还要衷心感谢全体编委一年来孜孜不倦的努力和辛勤不断的笔耕，没有大家共同的努力，就没有《消毒供应基础》最后的顺利出版，在此向来自济南市传染病医院的于霞，莱芜钢铁集团有限公司医院的李玲，淄博市妇幼保健院的杜嫣，福建医科大学附属协和医院的张晓春，南方医科大学附属小榄医院的姜华，中山大学附属肿瘤医院的陈爱琴，浙江省疾病预防控制中心的陆烨，山东第一医科大学第一附属医院的侯会敏和姬晓青，浙江大学医学院附属第一医院的莫军军，浙江省人民医院的诸莉敏，淄博市中心医院的郭福芹，山东省疾病预防控制中心的崔树玉表示由衷的感谢。同时本书参考了大量文献和著作，在此对原著者表示感谢。

本书编写过程中，承蒙国家卫生健康委医院管理研究所医院感染质控中心、中华护理学会消毒供应委员会等有关部门及领导的支持和指导；并得到山东新华医疗集团的鼎力支持，在此一并表示衷心感谢！

金无足赤，为了进一步提高本书的质量，以便再版时修改，诚恳地希望各位读者、专家提出宝贵意见。

编者

2021 年 1 月

目录

第一章	绪论

第一节　消毒供应的基本概念　002
一、消毒供应的概念　002
二、消毒与供应的含义　003
三、消毒供应中心的概念　004

第二节　消毒供应专业的发展简史　005
一、专业理论基础及演变　005
二、消毒技术研究与应用　006
三、灭菌及相关设备技术发展　007
四、消毒供应专业发展的基本演变　010

第二章	消毒供应专业的基础学科

第一节　微生物学　018
一、微生物学对消毒供应专业的影响　018
二、病原微生物对医疗器械质量的影响　018
三、微生物的生物特性对消毒的影响　018
四、细菌致病性及传染　020

第二节　消毒学　020
一、消毒学对消毒供应专业的影响　020
二、医疗器械再处理危险分类原则　021
三、清洁、消毒、灭菌质量概念及应用　022
四、选择消毒、灭菌方法的原则　022
五、诊疗器械再处理技术及质量原则　023

第三节　管理学　024
一、管理学对消毒供应专业的影响　024
二、消毒供应管理与医疗安全　024
三、消毒供应中心管理的基本要求　024

第三章	消毒供应中心的现代化基本特征	
第一节	消毒供应中心的功能定位	032
一、	工作目标	032
二、	任务及职责	032
第二节	消毒供应中心的工作模式	032
一、	集中管理模式	032
二、	集中管理及实施方法	033
三、	建筑布局与设备	033
四、	医院 CSSD 的管理体制	036
第三节	消毒供应中心的集中管理	037
一、	医院管理决策与协调	037
二、	纳入医院质量管理	037
三、	明确医院及各职能部门对 CSSD 管理的职责	037
四、	人力资源的合理配备及使用	039
五、	科学的岗位配置与培训	040
六、	人员职业防护的要求	041
七、	信息化管理需求	041
第四节	消毒供应中心的区域化服务	044
一、	区域化服务的概念及优缺点	045
二、	区域化服务的基本要求和条件	048
三、	区域化服务的运营流程	050
四、	区域化服务的质量控制	052
五、	物流供应效率与质量要求	052
第四章	消毒供应中心的信息化管理	
第一节	信息化管理的重要性及优点	056
一、	信息化管理的重要性	056
二、	信息化管理的优点	056
第二节	信息化系统的基本设备设施及要求	057
一、	基本设备设施配备	057
二、	基本要求	058

第三节　信息化管理在物流供应过程中的应用　059

一、信息传输的及时准确性　059

二、优化工作流程　062

三、加强质量控制　064

四、追溯管理需求　066

第四节　信息化管理在绩效管理中的应用　067

一、控制物资消耗成本　068

二、核算工作量　068

三、提高工作效率与质量　069

第五章　清洗与消毒

第一节　清洗　072

一、清洗的概念与目的　072

二、清洗的基本原理　073

三、清洗工具与媒介　074

四、清洗原理的应用　083

五、清洗效果影响因素及评价　084

第二节　消毒　088

一、消毒的概念与目的　088

二、消毒的基本原理　089

三、消毒技术在 CSSD 中的应用　089

四、消毒供应中心常用消毒方法　090

五、湿热消毒原理的应用　091

六、消毒影响因素及评价　092

第六章　包装基础知识

第一节　最终灭菌医疗器械包装的概念与目的　094

一、最终灭菌医疗器械包装的基本概念　094

二、最终灭菌医疗器械包装的目的　095

三、灭菌物品的有效期限　095

第二节　最终灭菌医用包装材料的通用要求　095

第三节　包装材料的分类及质量要求　096

一、包装材料的分类　096

二、各类包装材料的质量要求 096

第四节　包装材料选择的基本原则和包装过程质量控制 100

一、医院包装材料的质量评价 100

二、包装材料选择的基本原则 101

三、包装过程质量控制 101

第五节　医用封口机的参数确认和定期检测 102

一、参数及参数确认 103

二、定期检测 103

第七章　灭菌

第一节　灭菌的概念与目的 106

一、灭菌相关的概念 106

二、灭菌的目的 106

第二节　灭菌方法 107

一、压力蒸汽灭菌 107

二、过氧化氢低温灭菌 110

三、环氧乙烷（EtO）灭菌 111

四、低温甲醛蒸汽灭菌 112

第三节　灭菌质量监测 113

一、灭菌效果的影响因素 113

二、灭菌质量监测 113

第四节　快速生物培养阅读器 116

一、适用范围 117

二、主要原理 117

三、优势特点 117

四、使用注意事项 117

第八章　消毒供应中心常用术语和定义

第一节　管理规范术语和定义 120

第二节　技术操作规范术语和定义 120

第三节　质量监测规范术语和定义 122

第四节　设备及器械名称规范术语和定义 123

第九章　规范和标准

第一节　强制性卫生行业标准　　126

一、《医院消毒供应中心　第1部分：管理规范》（WS 310.1—2016）　126

二、《医院消毒供应中心　第2部分：清洗消毒及灭菌技术操作规范》
（WS 310.2—2016）　135

三、《医院消毒供应中心　第3部分：清洗消毒及灭菌效果监测标准》
（WS 310.3—2016）　146

四、口腔器械消毒灭菌技术操作规范（WS 506—2016）　156

五、《软式内镜清洗消毒技术规范》（WS 507—016）　169

第二节　推荐性卫生行业标准　　180

一、《医院隔离技术规范》（WS/T.311—2009）　180

二、《医务人员手卫生规范》（WS/T 313—2009）　180

三、《医疗机构消毒技术规范》（WS/T 367—2012）　180

四、《医院医用织物洗涤消毒技术规范》（WS/T 508—2016）　180

五、《医疗机构环境表面清洁与消毒管理规范》（WS/T 512—2016）　180

六、《医院感染监测规范》（WS/T312—2009）　180

第三节　国家标准　　181

一、灭菌设备及配件　181

二、包装材料　182

三、化学指示物　182

四、生物指示物　183

五、灭菌介质、环境和职业防护　185

六、其他　185

第四节　相关行业标准　　186

一、清洗消毒设备　186

二、灭菌设备　186

三、包装　187

四、其他　188

参考文献　　189

第一章

绪论

第一节 消毒供应的基本概念

一、消毒供应的概念

消毒供应是指医院或为医院提供消毒灭菌服务的消毒服务机构中开展诊疗器械、器具、物品的再处理和供应管理工作，是医疗机构中重要的物流系统。在医疗机构质量安全管理中负有重要的责任和使命。

在医疗机构中，诊疗器械、器具和物品的消毒供应工作与管理的组织建制有两种形式，第一类是在医疗机构中建立医院消毒供应中心部门，第二类是依靠医院外（社会化的）消毒服务机构即医疗消毒供应中心提供服务。无论采取哪一种形式，医疗机构都应对其清洗、消毒、灭菌及供应工作进行质量验收、评价及持续改进等管理。

医院使用的诊疗器械、器具和物品主要分为两大类，即重复使用和一次性使用诊疗器械、器具和物品。重复使用的诊疗器械、器具和物品指使用后经过清洗、消毒、检查包装、灭菌等环节的处理后可重新使用。重复使用的诊疗器械、器具和物品质量安全由医疗机构或提供消毒灭菌服务的机构负责。一次性使用的诊疗器械、器具和物品是医疗器械生产厂家生产，仅限一次性使用的产品，其产品质量由生产厂家负责。医疗机构对其采购及使用，应符合国家相关标准和规定，在有效期内使用，不应重复使用。

医疗机构诊疗器械、器具和物品的消毒供应工作辐射范围广，包括医院门诊、急诊、各临床科室（内科、外科、妇科、儿科、监护室等）、各类手术科室等，医疗机构规模和性质不同，质量管理、供应需求和任务范围也存在较大区别。

重复使用诊疗器械、器具和物品的再处理和供应是医疗机构重要的工作和任务。主要包括，临床常规使用的换药、口腔护理、导尿、伤口缝合时使用的器械、物品以及湿化瓶、引流瓶等；专科使用的如骨髓活检、胸腔穿刺、腰椎穿刺、口腔科器械及各类内镜检查时使用的器械和物品、重症监护及麻醉科使用的呼吸机管路等；手术科室使用的常规手术器械、如止血钳、持针器、各类拉钩等；专科手术器械如硬式内镜器械，其中内镜器械涉及心胸外科、神经外科、泌尿外科、妇产科、耳鼻咽喉科、儿外科等开展微创手术的科室，还涉及骨科外来器械、植入物，眼内显微手术器械，达·芬奇机器人等精密贵重手术器械。医院需要再处理的器械品种繁多，数量庞大，据不完全统计，1 700 张床位的综合性医院，仅手术器械的处理量，每年可达到 55 万件以上。因此，重复使用诊疗器械、器具和物品的再处理系统（设备、设施）和供应能力必须能够与医疗机构工作和发展相适应。

一次性的使用诊疗器械、器具和物品由医院指定部门负责管理。通常耗材库房实行分级管理，设一级库、二级库或三级库。一级库为医院的总库，负责耗材审批、采购、验收、临床使用情况反馈等质量管理和成本控制。一次性耗材按成本划分为高值耗材和低值耗材。按质量要求划分为清洁、消毒、无菌类耗材以及植入物等。高值耗材类由医院一级库管理，使用部门经特别申领、批准后进行配发使用，如植入物、心内导管等。低值耗材经一级库采购，再分配到二级库负责储存管理和配送。二级库根据使用部门申领量进行配送，如注射器、输液器、输血器、无菌纱布、无菌（清洁）手套等。二级库设置地点和数量根据医疗机构实际管理要求确定，传统上多在消毒供应中心（室）设二级库点。但是，随着医院现代化管理发展，逐步减少或取消毒供应中心二级库房的设置，低值耗材归入一级库管理，以高效统筹资源，降低库存量，提高供应效率和管理质量。

二、消毒与供应的含义

"消毒"的含义，可以从狭义和广义两个层面理解。狭义的"消毒"是从消毒学层面理解，即"清除或杀灭传播媒介上致病微生物，使其无害化的处理。从广义层面分析，"消毒"还包括了消毒政策的制定、组织、实施及管理，消毒技术、方法应用，消毒质量的监测、监督和评价，消毒设施设备和产品等，其中涉及的一系列方面都是"消毒"含义的组成部分。因此，医疗机构消毒供应工作中，"消毒"一词被广泛使用。

"消毒"明确定义了消毒供应中心所承担工作的性质和管理目标。应依据国家相关法律法规开展医疗机构诊疗器械、器具、物品的再处理和工作管理，对其回收、分类、清洗、消毒、干燥、器械检查、包装、灭菌、储存、发放等处理环节，实施质量控制和追溯，确保"消毒"质量。

从事"消毒"供应工作的管理者应学习并具备基础医学、消毒学、医院感染预防与控制、消毒隔离、职业防护以及消毒供应行业的相关理论知识和专业技能，并将理论融入于工作过程。从事"消毒"供应工作的人员也应学习并具备消毒供应行业相关的基本理论知识，掌握专业技能。

"供应"是指开展诊疗器械、器具和物品配送的工作。"供应"也是资源分配的过程，具有物流系统管理的特征。

从物流系统管理分析，"供应"还包含了优化物流系统效率的管理。各类器械、器具和物品在物流系统中处于变换的状态，如使用状态、储存状态、运输状态或处于再处理过程的某个环节。开展"供应"的管理在于不断提升物流系统的科学性、高效性和安全性。在于最大化提高每件器械使用率和周转率，减少过期物品，合理规划储备量，有效应对抢救和突发公共灾难等，是"供应"管理重要的研究课题。

医院消毒与供应的物流系统，不是通常的生产材料物流或生活物资物流，而是一个特殊物流系统。它所提供的医疗器械、器具和物品会直接或间接的用于人体，影响生命安全。因此，必须实施医院感染预防和控制，确保质量和使用安全。应根据医疗器械分类标准建立采购、验收、储存、使用、维护等管理制度。根据各类医疗器械无菌、消毒或清洁质量标准要求开展质量管理，建立和落实消毒隔离措施。

"消毒"与"供应"工作质量具有关联性，相互影响。各类器械、器具和物品再处理效率影响供应的效率，当供应配送和回收效率减慢，也会影响到再处理的过程。因此，诊疗器械的再处理系统和配送系统管理质量必须相得益彰，才能高质高效地配合和运行，满足临床医疗护理工作需要。

加深对"消毒"与"供应"的理解，可以帮助我们认识消毒供应专业工作的性质及意义，认识学科体系的研究领域，认识消毒供应专业技术应用和实践内容，促进与相关学科的协同发展。

三、消毒供应中心的概念

消毒供应中心（central sterile supply department，CSSD）是医院内承担各科室所有重复使用诊疗器械、器具和物品清洗、消毒、灭菌以及无菌物品供应的部门。

依据"WS 310.1—2016"的规定，医院 CSSD 应实施集中管理，面积要满足需求，重复使用的诊疗器械、器具和物品应回收至 CSSD 集中进行清洗、消毒或灭菌。如院区分散、CSSD 分别设置，或现有 CSSD 面积受限，已在手术室设置清洗消毒区域的医院，其清洗、消毒或灭菌工作集中由 CSSD 统一管理，依据"WS 310.1""WS 310.2""WS 310.3"进行规范处置的也属集中管理。内镜、口腔器械的清洗消毒，可以依据国家相关标准进行处理，也可集中由 CSSD 统一清洗、消毒和／或灭菌。由器械供应商租借给医院可重复使用的手术器械（外来医疗器械）以及需要医院进行清洗、消毒与灭菌的植入性医疗器械（植入物），应经过医院 CSSD 的再处理后才能够使用。

目前，在医疗改革不断深化发展的形势下，鼓励符合要求并有条件医院的 CSSD 为附近医疗机构提供消毒供应服务。

基层医疗机构中，也有"消毒供应室"这一称谓。不论称谓有何区别，都应建立集中管理模式。因为，承担的工作责任是相同的，其工作质量关系到医疗器械质量，关系到医疗安全，都是医院感染预防与控制的重要部门。

CSSD 人员是由护士、消毒技术人员（消毒工人）和其他人员组成，其主要特点是以护士为主，工人为辅的配置方式。

护士在 CSSD 专业发展中起到了主力军的作用，2016 年中华护理学会对 1143 所医院的调查显示，我国医院 CSSD 人员构成仍是以护理人员为主，工人为辅的结构。其中 71% 的医院 CSSD 护士比例在 50% 及以上，只有 13% 的医院 CSSD 工人比例在 50% 及以上。也有相对比较少的医院，管理模式参照国外，CSSD 人员配置以较高学历的工人为主，护士为辅的配置方式。通过系统的培训，工人们也较好地满足了 CSSD 的各项日常工作。

近年来，集中管理实施推动了学科完善和发展。新的理念、技术和方法进入消毒供应行业，促使全国各级各类组织举办的培训学习蓬勃开展。据中华护理学会统计，2017 年已有 8 个省市开展了 CSSD 护理专科护士资质认证培训。

专业培训和专科护士培训机制的逐步建立和发展，充实了消毒供应专业的理论知识和技能，拓展了管理理论和方法的科学化、现代化内涵。

目前，一支具有较高专业素质的队伍已经形成，逐步掌握了常规手术器械、外来器械、内镜、口腔器械、眼内手术器械、达·芬奇机器人等精密贵重手术器械和人工智能化器械再处理的技能，初步建立以循证为依据的质量管理手段，应用质量可追溯的管理方法持续改进。

第二节　消毒供应专业的发展简史

一、专业理论基础及演变

医院消毒供应专业理论及演变源于微生物学、消毒学的研究与发展。18 世纪，人们还未在细菌、传染病和伤口感染之间建立因果的联系、不知道伤口化脓、感染、败血症是由致病微生物引起的，更不知道如何去杀灭它，创伤后发生化脓感染被认为是不可避免的。那时外科手术感染死亡率高达 70% 之多。如 18 世纪末巴黎的 Dieu 医院，该院拥有 1 000 张病床，是当时当地最大的一所医院，医生在给病人清洗伤口和换药是不更换纱布的，导致很多病人发生伤口感染，使截肢术后病人的病死率高达 60%。面对这些情况，人们根据经验总结出了一些消毒学的方法，例如，在患者手术前医生用煮沸过的水洗手和冲洗伤口，使用煮沸或热蒸汽方法对患者的物品消毒，控制和减少手术后伤口感染。

第一个在微生物和疾病之间建立联系，认识到细菌会引起疾病的是法国化学家、微生物学家路易斯·巴斯德（1822—1895 年）。经过研究他提出了将酒加热到 50～60℃，以灭除不必要的酵母菌，防止酒在陈化过程中变酸。这项技术后被称为"巴斯德消毒法"。

1860 年巴斯德通过分解物质证明，活的微生物并不是无中生有繁殖的。他在一个著名的实验中，应用 S 形瓶口的烧瓶煮沸肉汤，证明了在灭菌的肉汤中，没有微生物自然发生的现象，如果不让空气中的微生物"孢子"进入灭菌的肉汤，肉汤即可保持无菌状态。经过不断地研究，最终巴斯德确信，细菌是致病的原因，而且还能从一个人传染给另一个人。后来经德国科学家罗伯特·科赫成功分离培养出引起炭疽病的炭疽杆菌以及引起结核病的结核分枝杆菌等重要细菌，为医学细菌学的发展、消毒理论的确立和传染病的预防奠定了基础。

随着微生物学的发展，使人们逐步认识传染病传播的规律，杀灭外环境中致病性微生物在控制和预防传染病中的重要性。因此，在这些理论的指导下，人们开始有目的地采用一些消毒、灭菌措施。

英国外科医生 Lister J（1827—1912 年）首先阐明了细菌与感染之间的关系，并提出消毒的观念。他认为细菌通过医疗器械、敷料等进入伤口引起感染，并于 1867 年发表了著名的外科无菌操作制度论文。他提倡在进行手术或更换敷料时，用苯酚溶液喷雾消毒空气，使用苯酚浸湿的纱布覆盖伤口预防感染。病人的皮肤、医生的手、使用的器械都用稀释的苯酚溶液消毒。通过这些措施，使 Lister J 的手术患者因感染死亡的病死率从 45.7% 下降到 15%。

Lister J 医生的消毒措施进一步证明了微生物可以在病人之间传播，采取切断传播途径的方法可以有效控制病人之间的交叉感染。

抗生素应用时期的到来，使得致病微生物发生了新的改变，也对感染控制因素提出新的挑战。

1928 年，英国 Fleming A 发现了青霉素。1943 年，青霉素在美国投入生产使用，1946 年被广泛应用于临床，有效预防和控制了感染性疾病。随着抗生素的使用，临床上出现了对抗生素耐药的细菌。1949 年，首次报道产生耐青霉素酶的金黄色葡萄球菌使青霉素失活的情况。随着该种抗生素使用的增加，耐药菌在不断增加，并在全球范围中流行。19 世纪 50 年代末，由于耐甲氧西林金黄色葡萄球菌（MRSA）的出现与流行，引起全球医务界的广泛关注。重新开始关注对可能引起感染的途径的预防控制措施，其中包括医务人员手卫生、无菌技术、器械消毒技术、隔离措施等。促使医院感染预防与控制工作进入有组织、系统化、科学化、规范化发展的道路。

目前，加强耐药菌尤其是多重耐药菌感染的控制仍然面临艰难处境，新开发抗菌药物和致病微生物不断产生新的耐药菌。甚至已出现泛耐药的细菌，如对万古霉素耐药的金黄色葡萄球菌、肠球菌，泛耐药的鲍曼不动杆菌等。

耐药菌的出现对于医疗器械清洗、消毒、灭菌质量提出更高的要求，如果污染器械处理不当将造成交叉污染，可引发耐药菌的医院流行。2015 年，在美国加利福尼亚州一家教学医院，数名患者在接受肠道内镜检查后出现严重不适症状，随后被确诊感染抗药性极强的"超级细菌"，7 名确诊患者中，已有 2 人死亡。另有 179 人面临感染风险。其原因为内镜可能未经严格消毒导致患者感染"超级细菌"。

目前，随着医疗环境的变化和技术的发展，介入性诊断和治疗技术广泛应用，引起医疗器械相关感染的因素也在发生变化，新发的传染病不断出现。人口老龄化程度提高和疾病谱的变化等，增加了发生医院感染的风险性，增加了器械相关感染控制的难度。总之，人类对致病微生物的认识和斗争仍然严峻。

二、消毒技术研究与应用

CSSD 消毒技术包含清洗、消毒和灭菌处理技术。消毒技术形成并应用于医学实践，经过很长的发展过程。每个阶段消毒效果和质量都会受当时消毒技术水平影响，受到当时人们对微生物研究程度和认知度的影响。

祖国医学宝库中，早在 1 000 多年就有对器械器具"消毒灭菌"的观念和措施。我国最早的一部骨伤科专著——唐代蔺道人的《仙授理伤续断秘方》中就有用煮沸法消毒器械和用煮沸过的水清洗创口的记载，"神医"华佗用的金针和外科道具等物品，采用火烤消毒的办法。民间在生活实践过程中采用白酒、盐水进行伤口消毒，用暴晒、煮沸等方法消毒器物，用燃烧艾叶、喷洒雄黄酒等方法进行空气和环境的消毒。

1846—1849 年，匈牙利产科医生 Semmelwseiss（1818—1865 年）在奥地利维也纳产科工作时，发现产褥热的发生与医生的手有很密切的关系，于是他规定医生在接生前，必须用肥皂水洗净手，而且采用漂白粉洗手。采取这样的措施后，不到一年，他所主管的病房产妇死亡率从 10% 降到 1%。可惜当时没有人推广他的合理措施。

消毒技术应用于患者，最为家喻户晓的案例是南丁格尔救治伤员的成功案例。1854—1856 年在克里米亚地区交战中，英军伤亡惨重，伟大的英国护士，近代护理科学的创始人南丁格尔申请参加了战地医院工作，她率领 38 名护士来到黑海司库特里战地医院，由于医院管理不善，士兵的创伤感染得不到正确及时地护理，伤员的死亡率竟高达 50% 以上。南丁格尔以她非凡的才干，克服重重困难，对医院的环境卫生进行彻底整顿，通过对医疗用品进行消毒，加强伤员的营养，隔离传染病人，加强病房通风，戴橡胶手套等措施，仅在 6 个月的时间内，使伤员的死亡率降至 2.2%。这在当时是个奇迹，得到医学界广泛认可。由此，南丁格尔创立护理学，所推行的消毒、隔离及卫生措施及工作，在护理学中一直延续至今。

首次使用外科消毒法，建立消毒理论的是英国外科医生 Lister J。1865 年 3 月，Lister J 有史以来第一个运用抗菌法对一个腿部有严重复合性骨折的 5 岁男孩施行手术。过去这种手术不可避免地会因为感染而截肢，甚至导致死亡。这一手术的成功迎来了现代无菌手术的开端，李斯特则被公认为是无菌手术的创始人。后来李斯特把手术中使用苯酚定为一项常规，规定在进行手术或更换敷料的时候，用苯酚溶液喷雾消毒空气；并以 8 ~ 12 层厚的用稀释苯酚浸湿的纱布覆盖伤口防止感染；患者的皮肤、医生的手、手术器械也都用苯酚液消毒，这些措施后来被称为"李斯特防腐法"。1867 年，他发表了《论外科临床中的防腐原则》一书。今天，虽然人们对这套方法的细节进行了修改和完善，但李斯特所创立的基本原则却一直为人们所遵循。

1890 年，美国外科医生郝斯泰德发现使手完全无菌是不可能的，他倡议使用经过蒸汽消毒达到无菌的橡皮手套，这比只用消毒液消毒双手更可靠，也使无菌技术更趋完善。从此，外科进入到无菌手术时代，手术的安全性大大提高，死亡率得到降低。

三、灭菌及相关设备技术发展

无菌技术和灭菌技术得到重视。世界上第一个"蒸煮器"是法国物理学家钝西·帕浜在 1680 年发明的，他首先使用安全阀来控制蒸气的压力。

此后 1876—1880 年巴斯德的学生和合作者凯莱斯·坎勃伦特发明了压力蒸汽消毒器，使用这种类型的消毒器可使温度提高到 120℃ 或更高些。这种消毒器是钝西·帕浜以后的又一模式（图 1-1）

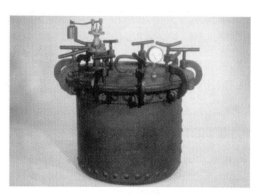

图 1-1　1876—1880 年凯莱斯·坎勃伦特发明
的压力蒸汽消毒器

莱斯·坎勃伦特发明的压力蒸汽消毒器很近似现在的手提式压力蒸汽消毒器，它是当时医院和实验室不可缺少的设备。

1886 年，德国外科医生伯格曼在科赫研究成果的基础上采用了蒸汽消毒器灭菌，详细地研究了布单、敷料、手术器械的灭菌措施，使无菌技术在现代外科学中建立了重要的地位。

有关蒸汽质量研究始于 1881 年，1881 年考亨作了 117℃ 湿热和干热灭菌的比较，并指出了细菌的耐热性在有无水蒸汽的条件下具有较明显的差异。

1888 年，伊斯马奇研究提出冷空气的存在可以阻碍温度的上升，非饱和蒸汽迫使温度分布不均匀从而导致延缓灭菌的时间。肯尤恩于 1888 年同时提出在输入蒸汽前排出灭菌柜内的空气，排至近于真空状态，可提高灭菌效果，1897 年，他研制出夹层压力蒸汽灭菌器，以保持灭菌的温度，促进灭菌物品的干燥。

1915—1933 年，肯特沃特利用重力原理清除灭菌柜室内的冷空气，设计了灭菌器附加排气管的构造，形成现在通用的下排气式压力蒸汽灭菌器。

发明压力蒸汽灭菌器的 100 多年中，灭菌方法研究和设备发展迅速。1877 年汤恩斯和博兰特就观察到光照对微生物的作用，将细菌菌液在日光下照射 9 小时以后达到灭菌的目的。

1989 年，雷特即发现射线的灭菌效应。1929 年斯克莱特和鲍瑟托研究了环氧乙烷的灭菌作用，在 1940 年，环氧乙烷 Ethylene oxide（EtO）首次用于医院用品灭菌。1949 年，由菲利普斯和凯易确立了环氧乙烷气体灭菌理论，1950 年前后，欧美开始使用环氧乙烷气体灭菌设备。1953 年美国采用直线加速器进行电子束灭菌。1960 年，γ 辐射灭菌开始用于工业生产的灭菌。1984 年美国医疗器械促进协会批准了《医疗用品 γ 辐射灭菌工艺管理指南》。设备与技术发展沿革中，对今天灭菌理论、研究及应用有两方面的重要影响。一是，灭菌设备与技术始终以微生物杀灭效果观察研究为判定依据。二是，压力蒸汽灭菌至今仍然是最经济、最安全，也是最常用的灭菌方法。我国消毒供应行业三项标准明确规定，耐湿、耐热的器械、器具和物品，应首选热力消毒或灭菌方法。

在 20 世纪 50—70 年代，我国医院使用的主要灭菌设备有两种类型，下排气式压力蒸汽灭菌器和手提式压力蒸汽灭菌器，灭菌器程序控制为手工操作方式。这类设备的技术水平处于国际落后水平。80 年代初国内推出"程序控制压力蒸汽灭菌器"，设置了器械、织物、液体三种程序控制，但是，仍然属于下排气类型，需要人工操作。这种设备和技术仍然处于国际落后水平。1985 年国内开始生产预真空压力蒸汽灭菌器。预真空压力蒸汽灭菌器，脉动真空压力蒸汽灭菌器的问世，更加提高了压力蒸汽灭菌的可靠性。

2000 年后，国内灭菌器生产技术突飞猛进，开始生产自动化控制预真空压力蒸汽灭菌器，功能更为完善。主要为灭菌程序选项增加，基本程序包括器械、织物、液体、快速、B-D 测试和测漏等，应用电子阀门、电子屏显示、自动打印装置、自动报警装置以及灭菌器柜门自动启闭系统，提高了安全和效率。目前，自动化灭菌设备在医院消毒供应部门已经普遍推广使用，已达到国际灭菌设备技术的同等水平。

随着医疗介入和微创手术的开展，增加了电子、光学材料的器械。这类器械不能耐受高温、不能适用压力蒸汽灭菌方法。由此，低温灭菌方法在医院 CSSD 开始使用。目前，这类设备技术也已经实现国产化。主要为环氧乙烷灭菌设备技术、过氧化氢低温等离子灭菌设备技术、低温甲醛蒸汽灭菌设备技术等。

我国清洗消毒类的设备研制、生产和应用，晚于灭菌设备。很久以来，医院 CSSD 主要采用手工清洗方法进行器械的处理。从 20 世纪 80 年代开始应用超声清洗技术，但是并没有普及。20 世纪 90 年代末，全国只有几家有条件的医院引进了国外清洗设备，但是清洗消毒设备和机械清洗技术并未得到推广应用。

进入 2000 年，随着改革开放不断发展，增加了国际间的信息交流。在国家经济改善和医疗改革形势下，消毒供应行业也迎来发展机遇。国内一些医院开始全面引进医院 CSSD 清洗、消毒、灭菌等设备技术系统，以及质量管理系统（集中管理及过程质量理念）。与此同时，我国的清洗消毒设备技术开始研制生产。2009 年，卫生部发布"WS 310.1""WS 310.2""WS 310.3"医院 CSSD 三项标准规定，从法规层面上规定，医疗器械清洗首选机械清洗方法。由此，清洗消毒技术迈进机械化、自动化、现代化的阶段。

目前，CSSD 信息化已成趋势。在发达国家，人工智能技术在 CSSD 的应用处于尝试和研发阶段。

四、消毒供应专业发展的基本演变

随着控制医院感染的意识不断提升，社会更加关注医疗器械清洗、消毒和灭菌质量。实施 CSSD 集中管理，发挥了专业的优势，促进了消毒供应专业化的形成和发展。

目前，世界多个国家颁布了医疗器械消毒相关的国家质量标准。如美国 ANSI/AAMI ST79、欧洲标准化委员会制定的 EN/ISO、英国的 HTM 系列质量标准体系等。我国在 2009 年颁布了中华人民共和国卫生行业三项标准：《医院消毒供应中心　第 1 部分：管理规范》（WS 310.1）、《医院消毒供应中心　第 2 部分：清洗消毒及灭菌技术操作规范》（WS 310.2）、《医院消毒供应中心　第 3 部分：清洗消毒及灭菌效果监测标准》（WS 310.3），2016 年三项行业标准重新修订后颁布实施。

（一）国际消毒供应专业发展经历

20 世纪 40 年代前后，世界各国家的医院医疗 / 手术用品，大多数是在使用的各部门或病人护理区域进行处理和维护。临床护士将用过的敷料镊子、钳子、剪刀等器械浸泡在消毒液中进行消毒，并负责定时地更换消毒剂。病人使用的橡胶吸痰管、气管切开套管的内套管等，也由临床护士清洗、然后煮沸消毒。临床专科使用的无菌器械依然由临床护士进行消毒、清洗和包装，然后送到消毒供应室进行压力蒸汽灭菌。在这一管理方式下，临床护士要承担护理病人以外的器械处理工作，灭菌处理是每个人的事，但无人负责。而且很难在整个医疗机构中进行规范操作并达到稳定的质量标准。

由于手术操作、医疗设备数量和类型的增长，设备和用品激增，出于对效率、经济及病人安全的考虑，一些发达国家政府部门、行业学会（协会）或医院，以保障清洗、消毒、灭菌质量为宗旨，结合合理使用人力、效率和成本效益管理等方面进行了综合性对比研究，在 20 世纪 50 年代国际上出现了专业化管理的中央服务部，鼓励医疗机构建立独立的、独特的不同部门——中央服务部（central service department，CSD），具备专门的技术，直接负责向病人护理区域提供清洁的和无菌的医疗手术用品。

20 世纪末，很多国家面临着诊疗费用的上升压力，他们根据本国情况，探讨适合自己国情的医疗体制改革方案，以节省卫生资源（人力、物力、财力），降低医疗服务成本，获取最大的社会效益和经济效益。部分医院 CSSD 发展成为对小型或私人医疗机构供应无菌物品的机构，有的 CSSD 成为独立的提供社会化服务的消毒机构，实行企业化运行和管理。如欧洲以英国为代表的医院 CSSD 形成了一定规模。

消毒供应集中管理模式的出现，促进了专业化的形成和发展。在北美地区则是以医疗器械协会为行业组织，医院 CSSD 与工业制造厂家共同遵循清洗消毒与灭菌的科学原理或研究成果，制定医院重复使用无菌物品的相关标准、工作指南和质量标准等，并定期进行修改，具有权威性，成为医疗机构消毒供应领域自觉遵循的法则。通过理念、模式转变以及研究成果和标准指导实践的过程，彰显出消毒供应的学术性、专业性，其在医源性感染预防与控制中的作用越来越受到重视。

在此基础上，逐步形成了 CSSD 质量管理系统。如建筑及区域布局的规范要求，根据功能特点划分工作区域，分为去污区、检查包装及灭菌区、无菌物品存放区等。在去污区，严格实施人员的职业防护，在检查包装与灭菌区，质量管理的重点在于避免清洗后裸露的器械物品再次受到污染，确保灭菌质量。器械包装前检查所有器械的清洗质量、检查器械功能、器械保养、质量核对，普遍建立灭菌质量可追溯管理，工作人员操作必须严格遵循规范、标准的流程，并有记录证明执行的正确性。

在美国，医院 CSSD 执行美国医疗器械协会推荐的 AMMI 标准，除了过程质量控制外，强调对清洗、消毒、灭菌效果的监测。严格进行灭菌质量控制，实施物理监测、化学监测和生物监测的联合应用，控制风险因素。这与我国医院消毒供应工作多年来的质量管理具有相似性。

在欧洲，医院 CSSD 执行工业行业标准，主张通过第三方的质量认证予以保证最终质量。质量认证包括 CSSD 的资质、工作人员及管理人员的资质、设施设备安装、效能、运行与操作流程等。质量认证是一个持续与定期相结合的验证过程。验证实施过程涉及每个工作环节、非常严谨，需要医院、工程师、医院技术人员以及 CSSD 人员密切配合。

（二）我国消毒供应专业发展经历

我国消毒供应专业起步晚于欧美发达国家近 30 年的时间。总体发展可分为三个时期。起步建设阶段、质量建设阶段、专业发展阶段。

1. **起步建设阶段** 早期医院消毒供应室的主要任务是满足科室对玻璃注射器、针头、输液（血）器以及共用的导尿包、腰穿包等的需要，专科器械种类和数量较少，手术器械、妇产科、五官科、口腔等科室的诊疗护理器械，以及急诊科的开胸包等，一直由手术室和各临床科室自行负责清洗包装，对这些高度危险的器械，部分消毒供应室仅承担灭菌工作。这种工作方式，直接造成长期以来，我国医院消毒供应室的功能与作用缺失，清洗消毒供应工作得不到应有的重视，医院消毒供应室房屋建筑、设备条件及人员素质均不能适应消毒供应工作的需要，以致无菌物品质量难以保证，输液热原反应及注射部位感染时有发生，甚至危及患者的生命安全。

为加强对医院消毒供应工作的管理，1988 年，国家卫生部首次颁布了《医院消毒供应室验收标准（试行）》（以下简称《验收标准》），我国消毒供应工作正式进入基础建设的阶段。《验收标准》从建筑要求、人员编制、领导体制、必备条件、管理要求等五个方面对当时医院消毒供应室提出规范要求，还针对消毒供应处理的主要物品——输液（血）器和注射器的洗涤操作规程、洗涤质量检验标准进行规定。同时要求各省卫生厅制定相应的验收办法，对县和县以上医院的消毒供应室分期分批进行检查验收，药检、防疫部门加强监督指导，力求在两三年内，县和县以上医院都能逐步达到《验收标准》的基本要求。通过卫生行政部门强有力的推动，促进医院领导提高认识，对原有的消毒供应室进行了整顿和改建，加大了输液（血）器、注射器械洗涤操作规程的实施落实，输液热原反应和注射部位感染得到明显的控制。

这个时期重要特征是明确了消毒供应室的管理体制，规定了护士人员比例、划分了三个工作区域，提出了污洁分流的要求，并纳入医院感染重点科室质量检查之中。

20世纪80年代末期，面对大量的输液（血）器、注射器及针头重复使用的质量问题，企业根据国际进展，开始生产一次性的输液（血）器和注射器。限于当时的国情，原卫生部《关于推广使用一次性塑料注射器、输液、输血管、针的通知》在传染病院、综合医院传染科、结核科、检验科，外宾医疗和海、路、空港国境卫生检疫所，各级血站、防疫站的检验科推广使用。伴随国家经济的发展，群众疾病预防意识的增强，一次性产品的应用范围逐渐普及。在此阶段，一次性医疗用品的种类也迅速发展，医院消毒供应室清洗消毒工作量迅速下降，在传统观念及工作模式的制约下，手术器械及专科器械的问题并没有得到解决，医院消毒供应室的功能与作用滞后，加大了与医院整体发展的差距。

2. 质量建设阶段　随着我国人民生活水平提高，群众健康观念转变，对医疗服务的需求越来越高。消毒供应专业在发展的路上也从未停止创新和探索的实践。进入2000年后，我国出现一批采用集中管理模式的医院消毒供应中心（CSSD），全面、系统地引进国际先进CSSD建筑设计、清洗、消毒、灭菌等相关的设施设备及技术，重建质量管理理念，应用标准化工作方式规范工作流程及操作。2004年，中华护理学会成立消毒供应中心专业委员会，通过学术活动的开展，积极推广集中管理理念和新的技术方法，从业人员的专业意识得以增强，为确立专业发展目标奠定了基础。

2003年，SARS的肆虐给了人们深刻的启示，它告诉我们，传染病的预防与控制不仅仅是以往社会性的群防群治，因传染病住院患者医院感染的预防与控制，同样关乎医院人群乃至社会人群的健康、生命和社会安定；它警示我们，对传染病及医院感染的预防需要遵循科学规律，及时切断传播途径；SARS冠状病毒及其后禽流感、甲型流感病原体的发现，以及结核和各种耐药菌的出现，说明原有的传染病病原体在不断演变，还有许多未被人类发现、认识，提示人类在防治感染性疾病方面仍然任重道远。

2004年修订的《中华人民共和国传染病防治法》，2006年卫生部颁布的《医院感染管理办法》，均对医疗机构医院感染预防工作作出了明确规定。卫生部于2006年成立《卫生部医院感染控制标准专业委员会》，旨在逐步制定完善医院感染标准体系，以保证这一法律和规章的贯彻落实。医院消毒供应工作的质量、功能与作用再次成为关注的重点，卫生部将其相关标准的制订纳入2007年的制标计划。

近20年来，伴随国家科学技术的迅速发展和医疗专业的分工细化，医院所用诊疗器械发生了巨大变化。在20世纪60年代，诊疗器械主要是耐湿、耐热的金属材料，结构简单，用常规的清洗消毒、压力蒸汽灭菌方法处理即可满足保障质量和安全的要求。20世纪70—80年代出现了不耐湿、不耐热的精密诊疗器械，如各类腔镜等，同一器械各个部件材质不同，狭长的管腔汇集了电子与光学等技术于一身。20世纪90年代至今，各种导管、微创手术、移植手术普及性开展，高值、微型精细器械等大量增加。器械生产厂家与医疗合作日益加强，不断改进诊疗用具，研制开发新的器械、器具，以最大限度地减少患者创伤，提高诊疗水平。这些侵入性、植入性诊疗器械的应用，在提高诊疗水平的同时，也明显增加了病原体入侵患者的门户和途径，使患者发生外源性医院感染的机会显著增加，从而使医院感染管理不断面临新的挑战，其中关键的消毒供应环节面临着巨大考验。为此，原卫生部决定制定新的关于医院消毒供应管理的规范，以适应诊疗技术发展和医院感染预防与控制的需要。

2006 年，原卫生部医院管理研究所在对全国 221 所医院进行书面调查的基础上，对 3 省市 18 所县和县以上医院进行现场调查，发现被调查的 239 所医院中 88% 的消毒供应仍为分散式管理，反映出管理理念跟不上医学与消毒供应专业的发展，管理模式不能适应医院发展对消毒供应工作的需要。部分医院规模扩展很快，床位数迅速增加，但是未能将消毒供应室的建设与管理纳入医院发展规划，导致供应室的基本建筑、基础设施投入不足，其规模、设备和设施与医院不断增长的消毒供应服务需求不相适应。从国家、省市直至医院均无针对消毒供应人员的岗位培训，致使人员知识老化，观念陈旧。医院为缩短平均住院日、增加床位周转率，以达医院创收和降低患者医疗支出的目的，深挖内部潜力，手术台次同比大幅度增长，在工作量不断增长的情况下，手术室及临床护士难以承担日益复杂和增加的医疗器械处置任务。据现场调研，每所医院抽查由手术室自行清洗打包由供应室灭菌后的 3 个手术包，54 个包无一合格，除器械不洁、生锈，包布脏破外，严重者稍加磕碰器械即可掉落黑色固体污渍。实践证实，消毒供应的分散管理模式在社会效益、经济效益方面均无优势，其导致消毒供应设备资源不能集中使用，质量和安全得不到保障。为此，需要根据以患者为中心的宗旨，促使消毒供应室履行应尽的专业职责，承担重复使用诊疗器械、器具及物品的清洗消毒与灭菌。

2009 年 4 月 1 日，原卫生部发布了消毒供应中心行业标准，结合国际实践经验和发展，为规范医疗机构对重复医疗器械再处理的管理和质量，提出强制性标准规定。行业标准对 CSSD 管理、技术流程、质量评价及控制提出全面要求，极大地促进了 CSSD 专业化的建设。CSSD 在贯彻执行标准中，逐步迈进专业化管理时期。

3. 专业发展阶段 2009 年行业标准颁布，用新理念、新技术、新方法，推动我国消毒供应进入前所未有的发展时期。

根据原卫生部的要求，原卫生部医院感染标准委员会先后在全国七大片区举办培训班，对标准进行解读。各地卫生行政部门十分重视标准的培训与贯彻落实，通过医院评审开展对医院 CSSD 质量评价或督查；授权医院感染质控中心或组建医院消毒供应质控中心，配合行政部门组织对标准的培训、指导与检查；在标准的框架内根据医院感染防控的基本原则、结合专业的进展，细化消毒供应的管理、操作规范等，推动 CSSD 采取集中管理的方式，促进我国 CSSD 专业及管理的发展。

各省市卫生行政部门加强对 CSSD 的建设与质量管理，逐步地建立消毒供应专业技术骨干的培训系统。在各省市卫生行政部门的组织下，依据行业标准，结合实际工作需要，运用科学管理的方法，建立与完善医院无菌物品质量标准和检查力度，建立质量评价指标，通过数据科学地反映工作效率与质量。对基层医院面临的 CSSD 建设的困难与问题，尝试建立各种区域化 CSSD，鼓励有条件的医院 CSSD 为基层医院提供无菌物品的供应工作。实行了集中管理工作方式的二级以上医院不断增加，从不接受到主动开展，医院手术器械消毒质量出现了质的提升。

据国家卫生标准委员会医院感染标准专业委员会 2013 年 7 月至 2013 年 9 月开展的"消毒供应中心行业三项标准追踪评价"调研结果显示，消毒供应专业发展取得可喜的成绩。①在调研的 365 所医院中，有 284 所医院（77.81%）采用机械清洗方法进行器械清洗和消毒，243 所医院（66.58%）采用了湿热消毒方法；②手工清洗条件普遍满足操作规定要求。管腔器械处置中，327 所医院（占 89.59%）配置使用了压力水枪，306 所医院（83.84%）根据标准要求配置使用了压力气枪；③操作标准化程度得到提升。365 所医院（96%）以上医院建立器械处理操作规程。

专业队伍建设方面发展迅速。人员学历和年轻化程度方面，占有显著发展优势。据中华护理学会 2016 年对 1143 家医院调查结果显示，管理人员本科及以上学历占到了 64%。目前大部分的医院 CSSD 人员中以 30～45 岁的中青年为主，45 岁以上的人员也占有一定的比例，30 岁以下人员占少数。

广泛开展各级各类专业理论、专业技术培训和学习活动。2016 年，中华护理学会对 1143 家医院调查结果显示，83% 的医院有系统的岗位培训计划；94% 的 CSSD 人员接受了 WS 310 行业标准的培训，其中接受培训的人员以护士长为主；已有 8 省开展 CSSD 专科护士培训，对专科器械管理护士的技能培养包括普外科（胃肠专科、乳腺专科、甲状腺专科等）、心胸外科、神经外科、骨科（脊柱专科、关节专科、创伤专科等）、眼科、口腔科、耳鼻喉科等专科器械的应用知识、功能检查、维护保养以及再处理中的各项操作技能，有助于提升精密贵重器械及专科手术器械再处理质量。

回顾迈进专业发展时期，产生重要影响的管理和技术有以下方面：

首先在管理方面实施集中管理，对所有需要消毒或灭菌后重复使用的诊疗器械、器具和物品由 CSSD 回收，集中清洗、消毒、灭菌和供应。理顺 CSSD 的管理体制，将消毒供应工作管理纳入医疗质量管理，保障医疗安全。CSSD 纳入本机构的建设规划，使之与本机构的规模、任务和发展规划相适应。规定建筑布局、区域划分、设施设备及工作条件等建设要求。

其次，明确了技术操作标准化的原则：①标准化流程，回收、分类、清洗、消毒、干燥、器械检查及保养、包装、灭菌、储存、发放；②处理程序标准化要求，器械去污先清洗后消毒；③处理方法标准化原则，首选机械清洗方法、湿热消毒方法和压力蒸汽灭菌方法；④无菌物品包装技术标准化原则。

最后，建立了在国家发展及医疗安全管理基础上的，科学的质量控制和监测评价体系：①全过程质量控制；②器械重要环节质量控制，清洗、消毒、灭菌、植入物质量的日常、定期质量监测；③影响质量环节控制，设备安装、大修、移位，运行中，改变方法或材料，年检等监测和检测；④经济、有效的质量监测及评价方法，即物理、化学、生物的方法。

以上方面在 CSSD 管理和技术上产生积极影响，加快了追赶国际消毒供应行业发展的步伐，提升了消毒供应专业在患者安全、医疗安全方面的专业定位。通过建立质量可追溯和召回制度，加快信息、网络技术应用提升科学化管理水平。促进 CSSD 管理与相关法律、法规等政策衔接，迈进合规化管理轨道。

CSSD 在专业的路上任重道远。随着医疗技术发展以及消毒学、医院感染等相关研究进展，面对人民群众对健康的更高要求和医疗变革的大潮，为消毒供应发挥专业作用拓展了更大的舞台。在社会化 CSSD 和医疗联合体 CSSD 的实践中，需要通过多领域、多学科的合作来应对挑战，以提高医院清洗消毒灭菌方法和技术的安全、高效、经济和绿色环保，建立更完善的科学质量安全体系，这也是未来发展不变的趋向。

第二章

消毒供应专业的基础学科

学习目的

通过本章学习对消毒供应专业的基础学科有最基本的认识。

学习要点

掌握消毒供应中心基础学科微生物学、消毒学；熟悉消毒供应专业的基础学科管理学。

本章概述

本章介绍消毒供应专业的基础学科微生物学、消毒学、管理学对消毒供应专业的影响、对医疗器械处置及管理产生的影响。为消毒供应专业的实践起指导作用。

消毒供应专业是以研究医疗机构中诊疗器械、器具、物品再处理和供应管理及规律的学科，也是一门应用性学科。消毒供应基础学，以微生物学和消毒学作为理论基础，通过管理、技术应用与实践相结合，并进行进一步的深入研究，构成消毒供应专业学科体系。内容包含消毒供应专业理论、管理和技术基础知识，其科目为基础的必选课程。

第一节　微生物学

一、微生物学对消毒供应专业的影响

医用微生物学是微生物学的分科。为研究病原微生物在一定条件下的形态、结构、生理、遗传、变异以及微生物的进化、分类，与人类、动植物、自然界之间的相互作用等生命活动规律的一门学科。

微生物学研究和发展是消毒供应专业学科中的一门基础理论，研究如何杀灭或清除在医学上有害的病原微生物，以预防传染病及其他与微生物有关的疾病。

微生物学是消毒供应专业发展和学科建设的基石，为专业研究提供广泛的理论支持。帮助改进器械相关的质量控制标准和方法，增强医疗器械再处理过程中感染防控措施的科学性，学习研究杀灭和清除微生物的新技术和新方法，掌握微生物的质量监测应用原理，开展微生物与生产活动的相关性研究，解决专业发展遇到的新问题等。

二、病原微生物对医疗器械质量的影响

病原微生物在医疗器械清洗、消毒及灭菌工作质量方面，有诸多关联和影响。自然环境中微生物的种类繁多、数量庞大、分布广泛。微生物按照对人类和动物是否致病，分为致病性微生物和非致病性微生物两类，致病微生物也称病原微生物。

医疗器械被病原微生物污染可以造成手术切口感染和感染性疾病的传播。1998 年 4—5 月，深圳市妇儿医院发生了严重的医院感染暴发事件，因手术器械消毒违规操作，致使 292 例手术中发生 166 例感染，切口感染率为 56.85%。2006 年安徽宿州"眼球事件"是因手术过程中的相关设备没有做到一人一用一灭菌，导致手术出现重大感染，9 名患者眼球被摘除。据国外的报道，医院感染中 22% 是手术切口感染，其中 10% 与器械污染有关。国内文献报道，膝关节置换术后感染率为 0.68% ~ 1.60%，股骨头置换术后感染率 0.67% ~ 2.40%。各国的医院感染部位排序不同，美国的感染部位排序为泌尿道、外科切口、肺部和其他部位感染。其中泌尿道感染、外科切口感染分别占整个感染的 42% 和 24%。我国感染的主要部位为上呼吸道、下呼吸道、消化道、泌尿道、外科切口和皮肤，这些部位的感染占到整个医院感染的 90%。

因此，医疗器械清洗、消毒、灭菌等再处理方法和效果评价主要针对致病微生物的杀灭和清除，同时对于非致病性微生物也应有一定的关注，例如耐药菌、条件致病菌等。

三、微生物的生物特性对消毒的影响

微生物依据结构可分为原核细胞型微生物、真核细胞型微生物和非细胞型微生物，以上三类微生物包括了细菌、放线菌、支原体、立克次体、衣原体、螺旋体、病毒和真菌

等。各类微生物的生物特性对消毒的影响因素包括以下方面。

1. 细菌结构与消毒作用 细菌的细胞壁具有保护细胞，维持菌体形态的功能。因此，通过破坏细胞壁而起到杀菌作用，是许多消毒剂的重要作用点之一。细胞浆主要成分是蛋白质，湿热灭菌是通过蛋白凝固变性被杀灭；干烤灭菌是将其蛋白氧化、变性、碳化和细胞电解浓缩导致微生物死亡；环氧乙烷灭菌是由于它能与微生物的蛋白质、DNA 和 RNA 发生非特异性烷基化作用；过氧化氢灭菌作用是可形成氧化能力很强的自由羟基，破坏蛋白质的基础结构，从而起到杀菌作用。总之，消毒方法破坏和杀灭细菌的机制不同，杀灭能力也不同，在医疗器械消毒工作中应正确选择和使用，同时还应考虑消毒剂与器械材质是否兼容。如含氯消毒剂主要的消毒作用于菌体蛋白，不仅可作用于细胞壁，也可侵入细胞内与蛋白质发生氧化作用，致细菌死亡。但是在医疗器械处理中，需谨慎使用，其氧化作用宜造成对器械腐蚀和损坏。

2. 细菌特殊结构与消毒作用 芽孢是细菌的特殊结构，有含水量低，外壳厚实的特点，其细胞壁厚度达 0.12μm，而细菌繁殖体的细胞壁仅为 0.01 ～ 0.02μm。因此，芽孢对不良的外环境，各种物理和化学消毒因子的作用，均有较强抵抗力。如破伤风杆菌芽孢能耐受 100℃，经 1 小时不被杀灭，5% 苯酚中须经 10 ～ 12 小时才能死亡。炭疽杆菌芽孢在室温干燥的条件下可存活十几年。因此，外科手术器械等医疗器械必须以清除和杀灭芽孢为标准，进行灭菌。如采用嗜热脂肪杆菌芽孢，枯草杆菌黑色变种芽孢作为生物指示物。

3. 细菌代谢产物致热原对消毒的影响 细菌细胞壁代谢产物产生的外毒素和内毒素均有强烈的毒性。如致热原，细菌裂解后释放出的脂多糖，主要为革兰氏阴性菌的变型杆菌，如铜绿色假单孢杆菌，以及某些革兰氏阳性菌中枯草杆菌。致热原对机体有致热作用，可引起发热反应。致热原耐高温，一般压力蒸汽灭菌法（121℃，20 ～ 30 分钟；132 ～ 134℃，4 分钟）难使其破坏。必须采用高温（180℃，1 小时以上时间）的干烤灭菌方法才能破坏致热原。

医疗器械处理过程中注意采取控制和消除致热原的措施非常重要。眼内器械在处理中，由于眼部组织敏感性，内毒素等其他外部材料进入眼前房，可能会导致急性炎症，即眼前节毒性综合征（TASS）。为此，美国的《医疗保健机构中压力蒸汽灭菌和无菌保证综合指南》（ANSI/AAMI ST79-2010）中增加附录 N（资料性附录）眼前节毒性综合征（TASS）及眼内手术器械处理。2016 年中国医师协会眼科医师分会等编写的《眼科手术感控指南》按照欧盟的标准规定了清洗用水细菌浓度 < 10cfu/ml，以控制内毒素的产生和影响。

综合以上，应关注细菌代谢产物致热原，并在灭菌前的操作环节加以控制，如清洗用水质量、器械清洗质量、包装过程的二次污染等环节。

4. 细菌形态大小对消毒的影响 细菌个体很小，1 万个球菌紧密排列，长度只有 1 cm 左右，1 滴水可容纳几十亿个球菌。由此，在建立医疗器械无菌屏障系统中，必须重视包装材料、包装闭合或密封、闭合完好性和包装完好性，确保包装能够达到阻挡微生物进入的程度，并确保器械运送直至使用打开时，保持器械无菌性。在消毒工作中常常采用过滤器材滤除水或空气中的微生物，如灭菌器空气滤器、清洗消毒设备、器械干燥设备的空气滤器，灌冲清洗设备使用的滤器、空气净化系统滤网等。在使用中必须关注微生物有效阻隔率以及材料孔径等影响因素。

5. 细菌的生长和繁殖对消毒影响 细菌生长和繁殖可分为四个时期，迟缓期、对数生长期、稳定期和衰退期。掌握、利用好细菌生长和繁殖的时期，对消毒供应工作有重要的指导意义。为减少细菌的增加，减少致热原，宜尽量将灭菌前的工作控制在细菌对数生长期。

6. 细菌耐药性对消毒影响 细菌耐药性影响器械处理质量。2015 年报道，美国数名患者在加利福尼亚州一家教学医院接受肠道内镜检查后出现严重不适症状，随后被确诊为感染一种抗药性极强的"超级细菌"感染，7 名确诊患者中 2 人死亡，5 人救治成功，另有 179 人面临感染风险。分析原因为内镜可能未经严格消毒导致患者感染"超级细菌"。耐药菌的出现是医疗器械再处理面临的新课题。

四、细菌致病性及传染

细菌的致病性取决于病原菌的致病因素、机体对病原菌的抵抗力和外界环境的影响等因素。细菌致病性还需要一定的毒力、数量和适宜的门户才能引起疾病。医疗器械污染可引起疾病的传染，其传播途径为接触传染。因此，有效防止器械使用后的污染扩散。及时进行消毒工作，清除和杀灭致病菌有重要意义。由于致病性涉及病原菌、人群、环境等因素，消毒措施须考虑以下主要方面：规范消毒流程及质量标准，从事消毒人员的职业防护，物流、人流洁污分明防止交叉，环境、用具的清洁或消毒等。

第二节 消毒学

一、消毒学对消毒供应专业的影响

消毒学是研究杀灭、去除和抑制体外病原微生物的理论、药物、器械与方法的科学。消毒学是消毒供应专业和学科建设的重要组成部分，为医疗器械再处理提供技术、方法和实践研究，对提高消毒供应专业工作质量具有重要的指导意义。消毒学理论和技术在消毒供应学科中具有重要作用。

1. 预防传染病 消毒供应专业主要任务和作用是预防传染病。传染病是经由一定的方式（传播途径）不断地从感染的机体（传染源）向未感染的机体（易感者）转移，通过不断地转换宿主，造成传染病的流行。根据传染病传播途径分类，包括粪－口传播、呼吸道传染、接触性传染、虫媒传染，对不同传染病采取消毒的意义不同。在预防传染病上，消毒供应专业的作用环节是通过对医疗器械、器具和物品的再处理，从而达到切断传播途径，阻止传染病传播的目的。

2. 预防其他疾病　使用后的医疗器械沾染患者体液、血液，会携带各类病原微生物，包括含有传染性疾病的致病微生物，如 HAV/HBV/HDV/HEV 等。因此，对可能受到病原微生物或其他有害微生物污染的医疗器械、器具和用品必须开展预防性消毒。通过污染器械回收、清洗、消毒、检查、包装和灭菌等再处理过程，去除和杀灭病原微生物，达到无菌和安全使用要求。

3. 预防医院感染　医院感染是指住院病人在医院内获得的感染，包括在住院期间发生的感染和在医院内获得出院后发病的感染；但不包括住院前已开始或入院时已存在的感染。根据医院感染人群的不同，可分为病人发生的感染和医务人员发生的感染。根据引起医院感染病原体来源的不同，将医院感染分为外源性感染和内源性感染。外源感染又称交叉感染，是指引起病人发生医院感染的病原体来自病人身体以外的地方，包括污染器械引起的直接和间接接触发生的感染，严格器械消毒是重要的预防措施之一。内源性感染又称自身感染，是指引起感染的病原体来自病人自身的某个部位的常居菌或暂居菌，在一定条件下，这些细菌发生移位或菌群量发生改变，而至病人发生感染。对于内源性感染，严格无菌操作，保证器械消毒质量是重要的措施之一。

二、医疗器械再处理危险分类原则

医疗机构医疗器械危险分类管理原则是 1968 年由 E.H.Spaulding 提出的，根据医疗器械污染后使用所致感染的危险性大小及在患者使用之间的消毒或灭菌要求，将医疗器械分为三类，即高度危险性物品、中度危险性物品和低度危险性物品。称为"斯伯尔丁分类法"。

1. 高度危险性物品　指进入人体无菌组织、器官、脉管系统，或有无菌液体从中流过的物品或接触破损皮肤、破损黏膜的物品，一旦被微生物污染，具有极高的感染风险，如手术器械、穿刺针、腹腔镜、活检钳、心脏导管、植入物等。

2. 中度危险性物品　与完整黏膜相接触，而不进入人体无菌组织、器官和血流，也不接触破损皮肤、破损黏膜的物品，如胃肠道内镜、气管镜、喉镜、肛表、口表、呼吸机管道、压舌板、肛门直肠压力测量导管等。

3. 低度危险性物品　与完整皮肤接触而不与黏膜接触的器材，如听诊器、血压机袖带等，病床围栏、床面及床头柜、被褥；墙面、地面；痰盂（杯）和便器等。

医疗机构医疗器械危险分类管理原则，是 CSSD 开展医疗器械消毒工作和管理的重要依据。

三、清洁、消毒、灭菌质量概念及应用

清洁指去除物体表面有机物、无机物和可见污染物的过程。医疗器械去除污染的再处理，是采用机械清洗方法或手工清洗方法，经过冲洗、洗涤、漂洗和终末漂洗过程，达到清洁质量要求。

清洗对于消毒、灭菌质量至关重要。研究发现，水溶性晶体包裹的芽孢对干热、压力蒸汽、环氧乙烷和低温蒸汽甲醛灭菌的抵抗力会明显增强；Magda等学者发现，无机物或有机物存在时，过氧化氢等离子灭菌的效果会明显下降。消毒灭菌的相关标准和指南对清洗质量的重要性具有一致的认识，美国《医疗保健机构中压力蒸汽灭菌和无菌保证综合指南》（ANSI/AAMI ST79-2010）和WHO《感染控制指南》均明确指出，器械在消毒灭菌之前需要全面细致地清洗，因为器械表面残留的无机和有机污物会阻碍消毒剂和灭菌剂与器械表面的有效接触，从而影响消毒或灭菌效果。

目前，清洗质量通过目测和监测技术手段进行评价，但是，国际上尚无评定医疗器械清洗效果的统一方法，一般认为清洗的过程尽可能地降低生物负荷去除有机和无机污物，以保障灭菌时达到10^{-6}的无菌保障水平。

消毒指清除或杀灭传播媒介上病原微生物，使其达到无害化的处理。在对"消毒"一词含义的理解有两方面，一是消毒针对病原微生物和其他有害的微生物，并不要求杀灭和清除所有的微生物；二是消毒是相对的而不是绝对的，它只要求将有害的微生物数量减少到无害的程度，不要求把所有的有害微生物全部杀灭。消毒的程度因微生物的种类和需要而异。

与消毒密切关联的概念是"无菌"。杀灭一切微生物包括细菌芽孢，达到无菌保障水平，则称灭菌。消毒处理不一定能达到灭菌的要求，而灭菌一定可达消毒的目的。基于以上概念，医疗机构使用的诊疗器械、器具与物品，消毒、灭菌基本原则包括：

1. 重复使用的诊疗器械、器具和物品，使用后应先清洁，再进行消毒或灭菌。

2. 进入人体无菌组织、器官、腔隙，或接触人体破损皮肤、破损黏膜、组织的诊疗器械、器具和物品，应进行灭菌；

3. 接触完整皮肤、完整黏膜的诊疗器械、器具和物品应进行消毒。

四、选择消毒、灭菌方法的原则

1. 根据物品污染后导致感染的风险程度选择相应的消毒或灭菌方法：

（1）高度危险性物品，应采用灭菌方法处理。

（2）中度危险性物品，应采用达到中水平消毒以上效果的消毒方法。

（3）低度危险性物品，宜采用低水平消毒方法，或做清洁处理；遇有病原微生物污染时，针对所污染病原微生物的种类选择有效的消毒方法。

2. **根据物品上污染微生物的种类、数量选择消毒或灭菌方法：**

（1）对受到致病菌芽孢、真菌孢子、分枝杆菌和经血传播病原体（乙型肝炎病毒、丙型肝炎病毒、艾滋病病毒等）污染的物品，应采用高水平消毒或灭菌。

（2）对受到真菌、亲水病毒、螺旋体、支原体、衣原体等病原微生物污染的物品，应采用中水平以上的消毒方法。

（3）对受到一般细菌和亲脂病毒等污染的物品，应采用达到中水平或低水平的消毒方法。

（4）杀灭被有机物保护的微生物时，应加大消毒剂的使用剂量和/或延长消毒时间。

（5）消毒物品上微生物污染特别严重时，应加大消毒剂的使用剂量和/或延长消毒时间。

3. **根据被消毒物品的材质特性选择清洁、消毒或灭菌方法**

（1）耐热、耐湿的诊疗器械、器具和物品的清洁，首选机械清洗方法；不耐热或不耐湿的物品可选用手工清洗方法。

（2）耐热、耐湿的诊疗器械、器具和物品，首选湿热消毒方法；不耐热或不耐湿的物品可选用化学消毒方法。

（3）耐热、耐湿的诊疗器械、器具和物品，应首选压力蒸汽灭菌；耐热的油剂类和干粉类应采用干热灭菌；不耐热、不耐湿的物品，宜采用低温灭菌方法如环氧乙烷、过氧化氢低温等离子体灭菌或低温甲醛蒸汽灭菌等。

（4）环境物体表面消毒，宜考虑表面性质，光滑表面宜选择合适的消毒剂擦拭或紫外线消毒器近距离照射；多孔材料表面宜采用浸泡或喷雾消毒法。

五、诊疗器械再处理技术及质量原则

医疗机构诊疗器械危险分类管理原则，是选择和应用消毒灭菌技术、制定质量标准的组成部分和质量评价依据。

1. **灭菌** 高度危险性物品，应采用灭菌方法处理。即杀灭或清除诊疗器械、器具和物品上一切微生物的处理，达到无菌质量要求。

2. **消毒** 中度危险性物品，应采用达到中水平以上效果的消毒方法。即清除或杀灭诊疗器械、器具和物品上病原微生物，使其达到无害化处理、可安全使用的质量要求。

3. **清洗、清洁** 低度危险类物品，宜采用低水平消毒方法，或做清洁处理。遇有病原微生物污染时，针对所污染的病原微生物的种类选择有效的消毒方法。经清洁处理的物品，应去除表面的有机物、无机物，达到没有可见污染物的质量要求。

器械、器具和物品清洗消毒灭菌技术和方法，还应根据一些具体因素进行选择和应用。重点要素一是根据器械物品污染的种类、数量选择；二是根据消毒物品的材质，选择可耐受的消毒、灭菌方法。具体处理方法的选择符合《医疗机构消毒技术规范》（WST

367—2012）要求。

消毒学为消毒供应专业学科的生产实践提供了科学的方法。CSSD 在消毒技术应用过程中，通过组织、计划、协调和实施，促使 CSSD 管理的专业化、科学化。在专业学科发展的路上，技术进步和管理进步相辅相成、相互推进。

继续深入学习、研究消毒学理论和技术，将促进正确有效开展医院诊疗器械、器具和物品的清洗、消毒、灭菌工作，降低诊疗器械引发的医院感染；研究各类诊疗器械再处理技术的标准化，提高诊疗器械再处理质量；研究医疗器械相关法律法规，规范医疗机构诊疗器械、器具、物品消毒供应管理；研究消毒供应系统建设规划管理，规范系统建设并能够与医疗管理和医疗技术同步发展；研究诊疗器械使用及维护管理，促进供应保障管理的质量、安全、成本；研究医疗机构诊疗器械、器具、物品供应系统，促进运行质量、效益和效率等。以上研究内容是消毒供应专业学科亟待充实的理论和技术。

第三节　管理学

一、管理学对消毒供应专业的影响

管理学是综合多门学科的社会科学。管理学是一门艺术科学，也是一门提高工作效率、质量和服务的科学。管理是指在特定的环境下，管理者通过执行计划、组织、领导、控制等职能，整合组织的各项资源，实现组织既定目的的活动过程。

管理学是从一般原理、一般情况的角度对管理活动和管理规律进行研究，是研究所有管理活动中的共性原理的基础理论科学，无论是"宏观原理"还是"微观原理"，都需要管理学的原理作基础加以学习和研究，管理学是各门具体的或专门的管理学科的共同基础。管理学的原理、基础理论和方法是为消毒供应专业提供了实用性的基础理论和方法。

二、消毒供应管理与医疗安全

消毒供应中心是医院内承担各科室所有重复使用诊疗器械、器具和物品清洗、消毒、灭菌以及无菌物品供应的部门，是院感控制的重要部门，消毒供应中心的工作质量与医院医疗护理质量息息相关，甚至影响医疗安全和病人的安危。因此，消毒供应中心的管理应当纳入医院管理内容之一。

三、消毒供应中心管理的基本要求

1. **执行和落实相关的法规、条例及标准**　医院 CSSD 现代化管理，离不开法律法规，它是建立规范化管理的前提条件。近年国家颁布了规范医疗机构、人员以及医疗行为的法律法规和标准，为依法开展重复使用诊疗器械清洗、消毒、灭菌等再处理工作，提供了依据和保证，促进了 CSSD 管理合规化、法制化和标准化。因此，执行和落实相关的法规、条例及标准是重要的管理目标之一。

医院 CSSD 执行的法律法规、条例及标准主要包括卫生行业医院质量与管理相关标准、包装耗材相关标准、设施设备及监测相关标准、国际相关标准，具体如下。

（1）与质量管理相关标准

1）WS 310 消毒供应中心行业标准：CSSD 行业标准第 1 版（2009），由中华人民共和国卫生部颁发。经修订（2016）由中华人民共和国国家卫生计划生育委员会再次颁布实施。标准依据了《中华人民共和国传染病防治法》《医院感染管理办法》，是从诊疗器械相关医院感染预防与控制的角度，对医院 CSSD 的管理、操作、监测予以规范的标准，由以下三个部分组成：

①《医院消毒供应中心　第 1 部分：管理规范》（WS 310.1—2016）：规定了医院 CSSD 的管理要求、基本原则、人员要求、建筑要求、设备设施、耗材要求及水和蒸汽质量要求。

②《医院消毒供应中心　第 2 部分：清洗消毒及灭菌技术操作规范》）（WS 310.2—2016）：规定了 CSSD 的诊疗器械、器具和物品处理的基本要求、操作流程。

③《医院消毒供应中心　第 3 部分：清洗消毒及灭菌效果监测标准》（WS 310.3—2016）：规定了 CSSD 中消毒与灭菌效果监测的要求、方法、质量控制过程的记录与可追溯要求。

CSSD 行业三项标准，适用于医院和为医院提供消毒灭菌服务的消毒服务机构。是规范医疗机构重复使用诊疗器械管理，规范行业人员职业行为，提供质量监督管理依据的基本标准，是强制性标准。

CSSD 行业三项标准与其他国家法律法规及规范标准的相关方面保持了一致性。因此，标准中所列举的文件应用是必不可少的。凡是注日期的引用文件，仅注日期的版本适用于本文件。凡是不注日期的引用文件，其最新版本（包括所有的修改单）适用于消毒供应中心行业三项标准文件。

2）《医疗机构消毒技术规范》（WS/T 367—2012）：规定了医疗机构消毒的管理要求，消毒与灭菌的基本原则，清洗与清洁、消毒与灭菌方法，清洁、消毒与灭菌的效果监测等，适用于各级各类医疗机构。CSSD 三项标准的执行应与其保持一致性。

3）其他相关标准

①《医院隔离技术规范》（WS/T 311—2009）：规定了医院隔离的管理要求、建筑布局与隔离要求、医务人员防护用品的使用和不同传播途径疾病的隔离与预防，是 CSSD 人员防护必须遵循的规范。

②《医务人员手卫生规范》（WS/T 313—2009）：规定了医务人员手卫生管理与基本

要求、手卫生设施、洗手与卫生手消毒、外科手消毒、手卫生的监测等。手卫生是 CSSD 人员防护、操作中消毒隔离的基本措施。必须严格手卫生管理。

③《工作场所有害因素职业接触限值 第 1 部分：化学有害因素》（GBZ 2.1—2007）：标准规定了工作区域化学物质容许浓度的要求。医院 CSSD 低温灭菌工作区域，应安装环境有害气体浓度超标报警器装置，保证人员工作环境安全。

（2）包装耗材质量标准：包装耗材系列标准规定了建立无菌屏障的包装技术、包装材料及相关的质量标准。根据医院常用的包装材料和需求，常用包装标准系列为《最终灭菌医疗器械的包装》（GB/T 19633）、《最终灭菌医疗器械包装材料 第 2 部分：灭菌包裹材料 要求和试验方法》（YY/T 0698.2）、《最终灭菌医疗器械包装材料 第 4 部分：纸袋要求和试验方法》（YY/T 0698.4）、《最终灭菌医疗器械包装材料 第 5 部分：透气材料与塑料膜组成的可密封组合袋和卷材 要求和试验方法》（YY/T 0698.5）和《最终灭菌医疗器械包装材料 第 8 部分：蒸汽灭菌器用重复性使用灭菌容器 要求和试验方法》（YY/T 0698.8）。

（3）设施设备及监测相关标准：CSSD 设施设备、基本条件直接关系工作质量和运行效率。设施设备及监测相关标准对于 CSSD 建设、设备运行、质量监测和维护等管理有重要意义。主要涉及的标准包括：《生活饮用水卫生标准》（GB 5749）、《大型蒸汽灭菌器技术要求 自动控制型》（GB 8599—2008）、《小型压力蒸汽灭菌器灭菌效果监测方法和评价要求》（GB/T 30690）、《医院消毒卫生标准》（GB 15982）、《医疗保健产品灭菌确认和常规控制要求 工业湿热灭菌》（GB 18278）。

（4）国际相关标准：美国《医疗保健机构中压力蒸汽灭菌和无菌保证综合指南》（ANSI/AAMI ST79-2010）、《医疗护理机构压力蒸汽灭菌和无菌保证综合指南》（ANSI/AAMI ST79）。

2. 负责重复使用医疗器械再处理工作及管理

（1）CSSD 实施集中管理及要求：CSSD 应采取集中管理的方式，所有需要消毒或灭菌后重复使用的诊疗器械、器具和物品由 CSSD 负责回收、清洗、消毒、灭菌和供应。应符合以下要求：进入人体无菌组织、器官、腔隙或接触人体破损的皮肤、黏膜、组织的诊疗器械、器具和物品应进行灭菌。接触皮肤、黏膜的诊疗器械、器具和物品应消毒。被朊毒体、气性坏疽及突发原因不明的传染病病原体污染的诊疗器械、器具和物品，应执行 WS/T367—2012 中的规定的处理流程。由 CSSD 集中回收污染物品，并供应无菌物品。

1）内镜、口腔诊疗器械的清洗、消毒和灭菌：已建立内镜中心、口腔科消毒室，且相关清洗、消毒或灭菌设备及设施符合有关标准要求的医院，其内镜、口腔诊疗器械的清洗、消毒和灭菌，可以由内镜中心、口腔科依据有关标准进行处置；如内镜中心、口腔科清洗、消毒或灭菌相关的设备、设施达不到有关标准要求的，也可由 CSSD 统一清洗、消毒和灭菌处理。

2）建立医院外来器械集中管理，建立外来器械招标准入制度：厂商应提供清洗消毒方法的信息（产品说明书），对 CSSD 人员进行培训。规范 CSSD 外来器械处理流程，遵循厂家或供应商提供器械清洗、包装和灭菌要求的说明或指引，正确处理，确保质量。建立专人负责，双人核对制度和紧急放行管理，严格执行并符合消毒供应中心三项标准的相关规定。

（2）建立健全岗位职责、规章制度：CSSD 应依据法律法规，规范及条例制定和建立规章制度。应建立健全岗位职责、操作规程、消毒隔离、质量管理、监测、设备管理、器械管理及职业安全防护等管理制度和突发事件的应急预案。

1）规章制度的制定原则：

权威性原则：遵循国家法律法规及相关规定，保证医疗安全的目标。

科学性原则：遵循我国 WS 310 卫生行业标准和技术说明书。

实用性原则：结合实际工作及条件，可操作性强。

指导性原则：对其工作质量有指导和约束的作用。定期补充和修订，不断提升质量标准。

2）建立规章制度的作用

①规范工作行为：规章制度是将日常工作、使用技术和优秀工作方法加以条理化、系统化和制度化。通过用规章制度约束和规范工作行为，成为大家共同遵循的工作准则。使各项工作有章可循，保证工作质量的稳定性。

②质量评价作用：通过质量管理及标准等规章制度，建立工作过程和终末质量的衡量标准和依据。利于工作过程和效果的定期考核和评价，及时发现问题，及时纠偏，并不断地完善工作制度。

③促进团队合作：良好的规章制度能有效地整合专业资源，通过制度明确岗位职责、任务和权限，建立良好的协作关系。

④质量持续改进：完善的规章制度利于对管理效果进行数据收集、科学评价和信息反馈，建立科学循证，不断提出改进措施、提升质量标准，推动质量持续改进。

3. 建立质量追溯系统及持续改进

（1）质量追溯基本原则

1）建立工作质量记录：应建立清洗、消毒、灭菌操作的过程记录：①留存清洗消毒器和灭菌器运行参数打印资料或记录；②记录灭菌器每次运行情况，包括灭菌日期、灭菌器编号、批次号、装载的主要物品、灭菌程序号、主要运行参数、操作员签名或代号以及灭菌质量的监测结果等，并存档。

2）建立质量监测及管理：应对清洗、消毒、灭菌质量的日常监测和定期监测进行记录。

3）质量记录及存档管理：记录应具有可追溯性，清洗、消毒监测资料和记录的保存期应≥6个月，灭菌质量监测资料和记录的保留期应≥3年。

4）建立标识系统：标识系统是实现追溯信息采集的媒介，是建立标识系统的意义所在。标识必须具有唯一性，以实现质量追溯信息采集的准确、及时。标识系统内容及设置方法应适用于医院CSSD规模和运行条件，根据质量追溯管理要求，应考虑以下方面：

①设置无菌物品的标识：包括物品名称、检查打包者姓名或代号、灭菌器编号、批次号、灭菌日期和失效日期，或含有上述内容的信息标识。灭菌包外应有标识，内容使用者应检查并确认包内化学指示物是否合格、器械干燥洁净等，合格方可使用。同时将手术器械包的包外标识留存或记录于手术护理记录单上。如采用信息系统，手术器械包的标识使用后应随器械回到CSSD进行追溯记录。

②设置清洗、消毒、灭菌设备标识：进行设备运行情况、有效参数监测情况和器械再处理过程质量等信息追溯。

③与器械有关人员的信息追溯：器械制作及监测人员、器械使用部门或人员、可根据管理需要对患者使用器械的情况进行追溯。

5）建立灭菌物品召回制度：灭菌物品召回制度要求，生物监测不合格时，应通知使用部门停止使用，并召回上次监测合格以来尚未使用的所有灭菌物品。同时应书面报告相关管理部门，说明召回的原因；相关管理部门应通知使用部门对已使用该期间无菌物品的患者进行密切观察；应检查灭菌过程的各个环节，查找灭菌失败的可能原因，采取相应的改进措施后，重新进行生物监测3次，合格后该灭菌器方可正常使用；应对该事件的处理情况进行总结，并向相关管理部门汇报。

（2）质量分析及持续改进：质量分析和持续改进是现代质量管理的基本方法。在实施和建立的过程中，首先需要结合CSSD工作质量特点，开展质量管理。重复使用诊疗器械的终末质量，是清洗、消毒、灭菌等环节质量均达到合格标准而实现的，是过程质量得以有效控制的结果。重视终末质量与过程质量的关联性，是CSSD开展质量的两项主要目标。不断优化和创新过程，是持续改进工作的重要方向。

开展质量分析和持续改进，需要做好基础质量管理。基础质量工作内容和作用有以下方面：

1）建立质量标准体系：质量标准体系应包括质量管理制度和技术质量标准两大部分，涵盖质量标准、岗位职责、技术操作规程（清洗、消毒、包装、灭菌、监测、专科精密器械等）、质量记录（设备打印记录）等质量文件。质量文件应覆盖全部工作过程。

2）建立区域质量管理目标：根据各工作区域质量管理重点不同建立相应的质量目标。明确终末质量和过程质量标准，质量指标利于客观评价，采用如污渍、锈迹、破损、湿包等有参数或可衡量的指标。以确保无菌物品准备过程的每个环节达到质量要求。

3）建立质量追溯记录：记录关键环节质量要素和操作过程（设备打印记录），并有操作人员签字。记录项目和方式符合质量追溯要求。质量记录是发现问题，分析质量是否持续改进的重要依据。

4）建立持续质量改进制度：落实工作责任，发现问题及时处理。定期对照各项操作规程和质量标准，对工作实施效果进行评价，评价者以岗位工作人员为主，提高 CSSD 质量内部控制的水平。

5）建立质量管理评价制度：上级管理部门定期进行督导考核，分析质量是否改进，体现质量持续改进的效果。各工作区域的小组进行质量评价，沟通问题，提出改进建议和措施。

4. 建立和完善突发事件的应急预案 应急预案是指对可能发生的重大事故或灾害，为保证迅速、有序、有效地开展应急与救援行动，降低事故损失而预先制订的有关计划或方案。CSSD 应急预案根据危害影响程度、处理缓急、发生类型可分 4 类，从高到低风险程度排序依次为：

一类：突发公共卫生事件。需要无菌物品紧急供应预案，包括正常工作时间和节假日期间的不同方案。

二类：职业暴露应急预案。根据职业暴露损伤程度和情况进行局部紧急处理、报告与记录，或制订暴露的评估，暴露后预防、随访等方案。

三类：停电、停水、停蒸汽应急预案。及时恢复供应或寻求支援。包括有计划停止供应或突发的停止供应。

四类：设备故障应急预案。包括安全附件损坏、失灵，高温，超压，蒸汽泄漏等。

5. 建立与相关科室的联系制度

（1）定期联系制度：定期到临床调查无菌物品使用情况，及时掌握新的器械特点及手术方式，对其工作流程进行相应调整。

（2）满意度调查：做好临床科室满意度调查，包括满意度调查项目、调查形式及调查结果分析等，通过问卷调查的形式了解临床满意度，并不断改善服务。

（3）沟通渠道通畅：与相关科室沟通渠道通畅，能及时解决问题、反馈处理意见。

第三章

消毒供应中心的
现代化基本特征

学习目的

通过本章学习对消毒供应中心的功能定位、工作模式以及消毒供应中心的集中管理有深入的认识。

学习要点

掌握消毒供应中心工作模式、集中管理的功能定位；熟悉消毒供应中心的区域化服务。

本章概述

本章介绍消毒供应中心的功能定位、工作模式，重点介绍了消毒供应中心的功能定位，以及区域化服务。

第一节　消毒供应中心的功能定位

在医院组织系统中，每一个部门的功能和定位是由所承担的工作目标、任务及职责决定的。必须明确 CSSD 的功能定位，才能在医院工作中明确责任，建立目标管理、研究解决问题、提高工作质量，发挥应有的专业作用。

一、工作目标

以质量的安全、效率、效益为目标，开展重复使用诊疗器械、器具和物品集中清洗、消毒、灭菌再处理及供应。维护患者安全，保障医疗工作，降低医院感染。

二、任务及职责

CSSD 工作关系到医疗质量安全，患者安全，是预防控制医院感染的重要部门。

1. **医院无菌物品集中再处理的中心**　承担医院所有重复使用诊疗器械、器具和物品集中清洗、消毒、灭菌再处理及供应工作。满足医疗工作需求和发展，提供高质量的服务，是 CSSD 不断努力的目标。

2. **预防控制医院感染的部门**　CSSD 是感染高风险科室。器械再处理过程中，人员在接触污染器械中存在职业暴露的危险。器械再处理质量，影响患者的安全。因此，必须在再处理过程中科学认识和及时采取防控措施，严把质量标准，确保患者和医务人员的安全。

3. **医院无菌物品的物流中心**　医院 CSSD 是为临床一线提供方便、快捷、优质服务的物流中心。有条件的医院 CSSD 可以接受当地卫生行政部门的指令，承担本区域其他医疗机构重复使用诊疗器械的再处理和消毒、无菌物品供应任务。

随着国家医疗改革发展和医联体项目的推进，区域化消毒供应服务模式应运而生，物流系统的再处理能力，无菌物品供应能力和质量体系保障能力进一步提升和扩大。

第二节　消毒供应中心的工作模式

一、集中管理模式

我国医院 CSSD 建立集中管理模式，从无到有，已经走过近十八年的历程。重复使用诊疗器械集中管理模式是现代化的管理理念。强调发挥专业管理系统、专业工作系统、专业技术人才的作用，不断提升质量和效益的科学管理方式。

集中管理模式下显现出的主要特征是系统化。目前，集中管理模式运行不断成熟和发展，出现了区域化服务的医院 CSSD，独立机构的第三方 CSSD。这些新的组织形式，体现系统化的管理优势和专业技术优势，是建立集中管理模式取得的发展。

二、集中管理及实施方法

1. **集中处理管理实施**　CSSD 面积足够时，对所有需要消毒或灭菌后重复使用的诊疗器械、器具和物品由 CSSD 回收，集中在一个工作场所清洗、消毒、灭菌和供应。处理的器械、器具及物品可包括：所有高度危险器械，如手术室器械、外来器械、植入物等；各科室使用的专科器械、器具和物品，如眼科微型、耳鼻喉手术器械、口腔器械等；消毒后直接用在患者身上的器械、器具与物品，如开口器、重复使用的呼吸机管道、雾化吸入管道等。均由 CSSD 集中回收，清洗、消毒、灭菌及供应。

2. **院区分散管理实施**　如院区分散、CSSD 分别设置，或因现有 CSSD 面积受限在手术室或其他区域设置清洗消毒区域的医院，其清洗、消毒或灭菌工作集中由 CSSD 统一管理，依据 WS 310 进行规范处置的也属集中管理。

3. **远距离供应管理实施**　由于建筑条件导致手术室器械运送困难，可由 CSSD 派人接管手术室清洗消毒工作，统一清洗消毒后，由 CSSD 灭菌供应。

4. **专科器械管理实施**　内镜、口腔器械的清洗消毒，可以依据国家相关标准进行处理，纳入集中管理质量检查。也可集中由 CSSD 统一清洗、消毒和 / 或灭菌。

5. **接受区域化服务管理实施**　采用其他医院或独立 CSSD 医疗机构提供消毒灭菌服务的医院，消毒供应管理、建筑设施、工作流程、质量检测和监督、质量反馈和改进应符合 WS 310 的规定。

三、建筑布局与设备

诊疗器械再处理的建筑布局规划是开展重复诊疗器械集中再处理的重要保障。CSSD 是污染器械及病原微生物集聚的场所，也是提供无菌物品的中心。合理的建筑布局利于防止发生交叉污染，提高工作的质量。因此，建筑布局的设计应始终贯穿预防控制感染原则和消毒隔离措施。设备设施的配置和运行，对于完成集中管理工作和任务极为重要。设备系统规划和配置必须考虑 CSSD 实际工作情况，根据工作量、器械种类及处理方法、器械周转率等要素进行系统规划。

CSSD 建筑与设备的整体方案包括很多方面，如外部环境、内部环境及通风、照明、用电、供水、排水和管线等。以上方面的规划与施工，应依据国家相关的标准，符合 CSSD 行业标准 WS 310.1 的相关要求和原则。主要包括以下方面。

1. **规划建设基本原则**

（1）与机构相适应：应将 CSSD 纳入本机构的建设规划，使之与本机构的规模、任务和发展规划相适应。

（2）充分论证方案：医院 CSSD 的新建、扩建和改建，应遵循医院感染预防与控制的原则，遵守国家法律法规对医院建筑和职业防护的相关要求，进行充分论证。对其进行卫生学审议，建筑布局应符合医院消毒隔离管理要求。对清洗、消毒与灭菌设备的配置与性能提出要求，设备系统处理能力应满足实际需求。

（3）区域化服务要求：计划采用其他医院或独立 CSSD 医疗机构服务机构，应对其建筑布局与设备的建设规划进行评估，是否与本机构的规模、任务和发展规划相适应。符合 WS 310、《医疗消毒供应中心基本标准》和《医疗消毒供应中心管理规范》的要求。

2. 建设选址与外部环境

（1）接近医疗区：CSSD 选址宜选择在医疗区，接近物品供应的重点科室，如手术室、产房和临床科室。不宜建在地下室或半地下室。

（2）设专用通路：宜与手术室之间有物品直接传递专用通道。

（3）远离污染源：周围环境应清洁、无污染源，区域相对独立。

3. 内部环境

（1）通风、温湿度：工作区域温度、相对湿度、机械通风的换气次数宜符合参照 WS 310.1 表 1 的要求。空气流向由洁到污；去污区保持相对负压，检查、包装及灭菌区保持相对正压。清洗消毒设备、灭菌设备区域有通风设施，设备间温度不应超过说明书规定的电器元件耐受温度；蒸汽供应管线应设有隔热材料；有降低噪声措施。

（2）光照：采光良好，照明宜符合 WS 310.1 表 2 的要求。

（3）特殊排风系统：根据低温设备使用及要求设置特殊专用排风系统。勿与楼宇公共新风空调系统连接。相应区域中化学物质浓度应符合 GBZ 2.1—2007 的要求。宜在环氧乙烷、过氧化氢低温等离子、低温甲醛蒸汽灭菌等工作区域配置环境有害气体浓度超标报警器。

4. 建筑面积

（1）建筑总体面积规划原则

1）根据机构规模：CSSD 总体面积应符合医院建设方面的有关规定，并与医院的规模、性质、任务相适应，兼顾未来发展规划的需要。

2）测算面积需求：CSSD 建筑总体面积，应参考实际测算。测算时，综合参考各工作区域和房间的功能及工作量，计算所占用面积的总和。

（2）测算面积要素：测算面积占用需求的要素，包括装备用具占用面积、人员操作空间占用面积和物品流动量占用面积等。

1）装备用具占用面积：如设备设施、操作台、待处理器械等占用面积。

2）人员操作空间占用面积：如人员操作设备活动空间，操作台人员工作活动空间、推车通道活动空间等。

3）其他要素：各区域工作任务不同，面积需求要素应分别测算，充分结合各区物品流量、存放量和种类的特点测算面积。如清洗区车辆、箱子、待处理物品存放和流量占用空间；包装区，待处理器械存放和流量占用面积、无菌发送车占用面积；各区工作人员数量不同，占用空间面积也不同。一般而言每人至少需要 1 立方米的空间面积；清洗设备、灭菌设备，必须充分考虑是否预留发展所需的面积。因为给水、排水、蒸汽管线辅助设施是地面下设施，难以改动，应选择能够与配套设施连接的位置，计算需要面积空间；进行建筑规划面积与运行成本测算非常必要，包括蒸汽、供电、水、空调等，面积设备使用率等测算。

5. 建筑布局、区域划分及房间

（1）建筑布局、工作区域划分

1）应分为辅助区域和工作区域。辅助区域包括工作人员更衣室、值班室、办公室、休息室和卫生间等。

2）工作区域包括去污区，检查包装及灭菌区（含独立的敷料制备或包装间），无菌物品存放区。

3）物品由污到洁，不交叉、不逆流。空气流向由洁到污；采用机械通风的，去污区保持相对负压，检查包装及灭菌区保持相对正压。

（2）工作区域间屏障设计原则

1）去污区、检查包装及灭菌区和无菌物品存放区之间应设实际屏障。

2）去污区与检查包装及灭菌区之间应设物品传递窗，并分别设人员出入缓冲间（带）。

3）检查包装及灭菌区设专用洁具间的应采用封闭式设计。

（3）建筑材料及工艺基本要求

1）工作区域的天花板、墙壁应无裂隙，不落尘，便于清洗和消毒。

2）地面与墙面踢脚及所有阴角均应为弧形设计。

3）地面应防滑、易清洗、耐腐蚀。

4）缓冲间（带）应设洗手设施，采用非手触式水龙头开关。无菌物品存放区内不应设洗手池。

5）地漏应采用防返溢式，污水应集中至医院污水处理系统。

6. 设备、设施 医院应根据 CSSD 的规模、任务及工作量，合理配置设备及设施。设备设施应符合国家相关规定。

（1）污物回收器具：分类台、手工清洗池、压力水枪、压力气枪、超声清洗装置、干燥设备及相应清洗用品等。

（2）清洗消毒设备及设施：清洗消毒器、超声清洗设备等。

（3）检查、包装设备：应配有器械检查台、包装台、器械柜、敷料柜、包装材料切割机、医用热封机、清洁物品装载设备及带光源放大镜、压力气枪、绝缘检测仪等。

（4）灭菌设备及设施：应配有压力蒸汽灭菌器、无菌物品装卸设备等。根据需要配备洁净蒸汽发生器、干热灭菌和低温灭菌及相应的监测设备。

（5）水处理设备：应有自来水、热水、软水、经纯化的水供应。自来水水质应符合GB 5749 的规定；终末漂洗用水的电导率应≤15μS/cm（25℃）。

（6）蒸汽质量及条件：灭菌蒸汽用水应为软水或纯化水。灭菌蒸汽供给水的质量指标可参照 GB 8599—2008，见附录 B 的 B.1。蒸汽冷凝物用于反映压力蒸汽灭菌器蒸汽的质量，主要指标可参照 GB 8599—2008，见附录 B 的 B.2。

（7）储存、发放设施：应配备无菌物品存放设施及运送器具等。

（8）防护用具及装置：

1）根据工作岗位的不同需要，应配备相应的个人防护用品，包括圆帽、口罩、隔离衣或防水围裙、手套、专用鞋、护目镜、面罩等。

2）去污区应配置洗眼装置。

四、医院 CSSD 的管理体制

应在主管院长领导下，在各自职权范围内，履行对 CSSD 的相应管理职责。医院对 CSSD 的管理体制如下：

1. **CSSD 实行垂直管理**　依据 WS 310.1 管理规范的要求，医院对 CSSD 的管理体制应满足集中管理工作方式的需要，减少中间层级管理，由一名副院长或职能管理部门直接负责 CSSD 的发展建设和管理工作。目前部分 CSSD 的负责人及主要的工作人员由护理人员组成，可隶属护理部管理，按 WS 310 标准的要求，CSSD 由护理部主任直接负责，科护士长或护士长负责制，有利于临床科室沟通联系和专业团队的培训与建设。业务上接受医院感染管理部门的指导和监督。其他相关职能科室应在 CSSD 主管院长或职能部门的协调下履行相关职责，保证 CSSD 的工作需要。不建议由手术室护士长负责领导 CSSD 工作，因为工作职责与范畴不同，专业特点也不尽相同，管理体制要利于提高管理效能，保证质量控制。

2. **建立护士长或科主任负责制**　医院应建立护士长或科主任负责制的 CSSD 组织管理。各工作区域可设组长或质检员。明确工作岗位和职责，设立回收、清洗、组合包装、灭菌、发放、仓库管理等工作岗位。根据各岗位的工作量配置人员。各岗位工作人员应遵循操作规程，以确保质量的稳定性和一致性。CSSD 管理者应负责对工作人员进行培训，达到正确执行的目的。并定期对操作规程实施情况进行效果分析，不断完善和修改，提高工作效率和质量。

3. **合理配置岗位及人员**　配置人员能胜任集中管理的要求。医院应根据 CSSD 工作量、工作岗位和器械处置的技术要求，合理配置工作人员。根据医院 CSSD 工作任务，核定工作岗位。每个岗位人数配置根据工作内容、工时数、工作效率进行核算。普通岗位的护士需具有大专以上学历，管理岗位的人员需具有大专及本科学历、具有护理或医学相关的文化背景。具有不断学习、协调和管理的能力、对工作质量具有评价和总结的能力。随着集中管理的实施，各种器械对处置的技术要求有很大的差异性，如带电子元件的电动工具、各类腔镜器械、植入型器械等。随着工作复杂性和工作量的增加，以及对工作质量要求地不断提升，在配置人力时，应考虑工作人员的知识水平和综合能力。

第三节　消毒供应中心的集中管理

CSSD 采用集中管理是医院现代化管理的体现。集中管理在医院整体系统运行中的功能定位，有人将其比喻为是"心脏""肝脏"。比喻为"心脏"的功能定位，表明 CSSD 在医院工作及管理运行中具有动力作用，没有这个"器官"的良好波动，医院各项医疗工作的运行缺乏基础的保障。比喻为"肝脏"表明了 CSSD 专业的重要特征。消毒、灭菌专业管理和工作就像人体的肝脏在新陈代谢中起到的重要作用，是医疗质量安全的基础保障。总之，CSSD 在医院整体系统的运行和质量安全方面关联密切。因此，加强消毒供应中心集中管理是医院管理和质量安全的重要工作内容，需要通过制度的完善，明确管理任务和职责，强化 CSSD 与医院整体系统的配合联动，通过常态化管理将 CSSD 纳入医院的医疗质量管理，增强医院整体系统的质量安全保障能力。使 CSSD 集中管理系统的功能与医院发展和医疗技术发展相适应。需从以下方面开展管理。

一、医院管理决策与协调

CSSD 采用集中管理涉及全院各临床科室。建立和完善 CSSD 集中管理过程中，首先由 CSSD 直接隶属的行政职能部门提出集中管理的实施目标及方案，相关职能部门予以协调配合，共同推进方案的落实，承担决策责任。

开展常态化管理。医院应授权相应的职能科室，对出现问题和工作困难应积极协调，及时予以解决。医院感染、医疗、护理、设备及后勤等相关职能科室需建立健全的管理制度，明确任务和职责。

二、纳入医院质量管理

医院需建立 CSSD 质量控制与管理制度，将其质量控制纳入医院的整体管理体制中。定期开展医院无菌物品质量的评价与管理，包括暂时在各科室处置的诊疗器械、器具和物品，如硬式内镜、口腔器械等。

三、明确医院及各职能部门对 CSSD 管理的职责

1. **医院主管部门职责**　CSSD 行业标准 WS 310.1 明确规定，CSSD 应在院领导或相

关职能部门的直接领导下开展工作。并提出了医院在集中管理中应履行的职责以及相关职能管理部门的职责。医院应在这个基础上，根据自身管理情况，制定本院各部门的管理职责。

2. 医院护理部对 CSSD 应履行的职责

（1）合理配置 CSSD 的管理者：配备优秀的 CSSD 管理者十分重要。该管理者应具有较强的协调和执行能力，根据员工们需要的差异性，营造良好的文化氛围，形成优秀的团队，实现管理目标。CSSD 在医院的建设中，起步较晚，发展较快，如何适应医疗技术发展的需要，需要在组织队伍、运作方式、管理理念、专业技术和服务理念上都发生巨大的转变。CSSD 的人员组织由护士与工人组成，需要密切配合，共同完成相应岗位职责，这与临床科室具有的不同管理特点。

（2）合理调配人力资源：根据岗位要求合理调配人力资源。护理部主任要掌握 CSSD 对人力需要的知识结构和综合能力。合理配置护士、灭菌员、工人，关注各级工作人员的比例。工人配置的数量与比例，取决于 CSSD 整体管理水平、质量组织管理作用和信息化控制程度，主管部门充分评估这些因素后，确定适合岗位人员。

（3）落实岗位培训制度：负责指导 CSSD 建立持续的岗位教育培训机制，应根据 CSSD 专业特点，将消毒供应专业知识和相关医院感染预防与控制知识纳入 CSSD 人员的继续教育计划，并为其学习、交流创造条件，提高各项技能和业务水平。由于 CSSD 专业与临床护理具有不同的特点，其专业的提升更有助于同行之间的交流学习，落实 CSSD 工作人员继续教育制度，根据专业进展，更新知识。接受与其岗位职责相应的岗位培训，正确掌握专业知识与技能。

（4）管理评价指导：指导和监督 CSSD 建立并履行岗位职责、落实规章制度、执行技术操作流程等工作。定期评价考核 CSSD 工作质量，指导并协助 CSSD 开展科研工作，制定学科发展规划，促进学科发展。指导和监督利用医院资源的情况，拓展服务，促进 CSSD 的社会效益和经济效益同步增长。

3. 感染管理职能部门的职责

（1）规范消毒管理：CSSD 是医院感染监控的重点科室之一。主要职责是对医院无菌物品的质量负责，监督落实清洗消毒及灭菌技术操作规范，监测清洗消毒及灭菌的效果全部达到合格标准。

（2）卫生学审议：医院感染专职人员对 CSSD 新建、改建与扩建的设计方案进行卫生学审议；并根据医院集中管理的要求，提出建议。要熟悉掌握清洗、消毒与灭菌设备的性能技术参数及使用效果，多听取 CSSD 使用者的意见和建议，对医院购进设备配置与质量指标提出意见。

（3）定期质量评价：医院感染管理者应注重过程质量控制。经常深入 CSSD，定期评价 CSSD 消毒隔离制度和措施落实情况，工作流程是否符合医院感染原则，CSSD 员工的职业防护设施和措施落实情况，并进行指导和监督。及时发现问题和工作的困难，予以协助解决。对清洗、消毒、灭菌效果和质量监测进行指导和监督，定期进行检查和评价。

（4）指导监督：加强规范临床科室重复医疗器械的管理，建立相关的管理工作制度，如外来器械管理制度、深静脉置管专用穿刺包、呼吸机管道集中处置等的执行情况。并根据医院感染预防与控制的重点，对 CSSD 集中管理提出要求和改进建议。

（5）问题调查及协调：发生可疑医疗器械所致的医院感染时，组织协调 CSSD 和相关部门进行调查分析，确定目标监测的项目与方法，通过科学方法使 CSSD 质量控制保持在安全水平。

4. **设备及总务处部门的职责** CSSD 工作效率和质量与设备及总务管理部门的配合保障密不可分。

（1）设备的运行保障：设备管理部门应根据 CSSD 的需要，指导 CSSD 工作人员安全使用和操作设备。定期对 CSSD 各种设备进行维护和检查的工作，出现故障时应采取积极有效的措施，帮助解决问题。

（2）设备维修及年检管理：保证购买设备的技术参数、功能和质量达到工作需要，审核厂家生产、销售和经营资质。监督厂家安装、检修设备，使质量达到相关的标准。专人负责 CSSD 设备的维修和定期保养，并建立设备档案。定期对 CSSD 所使用的各类数字仪表，如压力表、温度表及安全阀等进行校验并记录备查。

（3）保障设备设施运行供给：总务管理部门应积极主动为 CSSD 服务，保证 CSSD 的水、电、压缩空气及蒸汽的供给和质量，定期进行设施、管道的维护和检修。与 CSSD 共同制定并完善停水、停电及停汽、设备故障时的紧急风险预案和突发事件处理流程，确保措施有效落实。

5. **相关职能科室的职责（教育、科研）** CSSD 的人员组成有护士、技术工人和普工等工种。人事、财务、物资供应、教育及科研等部门应在 CSSD 主管院长或职能部门的协调下履行相关职责，建立工作人员培训与物品管理等制度，逐步形成良好的 CSSD 管理系统，保证 CSSD 的工作需要和专业发展。

四、人力资源的合理配备及使用

人力资源的合理配备及使用，是 CSSD 重要的管理工作。通过资源管理做到人尽其才、人事相宜，才能最大限度地发挥人力资源的作用，完成各项工作及任务。人力资源合理配备及使用的原则有以下方面：

1. **能级对应原则** 岗位人员的配置，能级对应。根据岗位层次和种类与人的能力不同之分，做到人的能力与岗位工作要求对应。合理的人力资源配置应使团队整体功能强化。

2. **优势定位原则** 在团队当中，每一成员能力发展是不平衡的，其个性也是多样化的。每个人都有长处和短处。优势定位从两方面考虑人员岗位安置，一是自身根据自己的优势和岗位的要求，选择利于发挥优势的岗位。二是，管理者根据个人情况，安置到有利于发挥优势的岗位。

3. **动态调节的原则**　当人员或岗位工作发生变化的时候，要适当对人员配备进行调整。以保证合适的人始终工作在合适的岗位上。由于工作要求不断变化，人员的能力也会变化，会出现能级不对应的问题。所以，人的岗位不能一成不变。不断地调整才能优势定位。

4. **内部为主原则**　在团队内部建立人才资源开发和激励机制。为有能力的人员提供成长和挑战的机会，促进团队整体能力发展。不断优化 CSSD 人力资源管理的配备和使用，是不断创新的管理工作。随着消毒供应专业的发展，岗位工作内容，工作标准和人员能力都在提升。总之，专业化发展需要 CSSD 团队的人力资源质量更高，在工作质量上更具专业能力和水平。

五、科学的岗位配置与培训

CSSD 行业标准 WS 310.1 要求，应根据 CSSD 的工作量及各岗位需求，科学、合理配置具有执业资格的护士、消毒员和其他工作人员。CSSD 的工作人员应当接受与其岗位职责相应的岗位培训。应建立 CSSD 工作人员的继续教育制度，根据专业进展，开展培训，更新知识。

1. **岗位设置**　根据工作需要合理设置工作岗位，实施层级管理，达到能级对应。明确岗位职责要求，包括岗位人员资质及条件，在岗位工作中的职责、权利及义务。应用优势定位原则，建立岗位准入及培训制度，评估人员能力。

（1）岗位层级：岗位层级设置应与工作量相适应。岗位的层级划分，应结合器械再处理操作难度，责任风险程度等要素，以利于提高工作质量和效率。

（2）岗位分类：结合岗位工作任务和职责，划分为管理岗位和操作岗位。

（3）基本管理岗位：应规定并承担一项或多项工作的计划、组织、实施、评价及管理工作。管理岗位设置应满足 CSSD 各项管理工作的开展。如包括科护士长、各工作区组长、质检员、物资管理人员等。

（4）基本操作岗位：应根据 CSSD 行业标准 WS 310.2 规定的器械再处理流程设置。包括回收、清洗、器械组装、包装、灭菌、发放、下送等岗位，根据 CSSD 工作情况，设外来器械等专科或精密器械岗。

（5）岗位人员分配：应结合器械处理量、备用量、周转量、设备配置、不同工作时段的物流量等因素综合考量。在工作各运行时段，配置不同数量和技术能力的人员，达到整体的均衡。

2. **岗位准入及培训**　岗位准入类职业资格是依据有关法律、行政法规或国务院决定对涉及公共安全、人身健康、人民生命财产的特殊职业进行设置。岗位准入，是按照相关要求，个人取得相关行业证书，才能进入工作岗位。此类岗位工作必须持证上岗，单位不得使用无证人员。准入需进行注册，注册后有一定的效期，期满需继续教育培训。

（1）消毒员：消毒员是负责灭菌工作的人员，其岗位人员实行准入制度。消毒员应定期参加相关培训，经考核合格，取得"中华人民共和国特种设备作业人员证"及消毒灭菌技术岗位培训证书方可上岗。

（2）CSSD专科护士：CSSD专科护士资格证书，在一些省市开展，还未形成岗位准入制度。CSSD专科护士资格证书培训项目的开展有利于提高和保证人员岗位工作素质，为消毒供应专业作为一个新建立的学科发挥了良好的促进作用。

（3）专科器械岗位：外来器械岗位等专科器械人员，需要培训，考核合格后方可上岗。但目前，此类岗位人员多是通过内部岗位培训或参加其他类培训而获得岗位知识技能，应进行继续教育培训。消毒供应专业技术发展迅猛，亟待专业管理人才，以及具有专业技能的从业人员。岗位准入机制有待建立和完善。

（4）其他岗位人员：在进入岗位前应进行岗前培训。经考核合格，承担辅助性工作。进入岗位后继续接受知识、技能的岗位培训并考核合格，达到独立承担工作的要求。

六、人员职业防护的要求

为保护工作人员职业安全和身体健康，有效预防和及时控制因人员职业暴露而引发的各种感染性疾病，职业防护管理应遵照国家及卫生行政部门颁布的《中华人民共和国传染病防治法》《医务人员艾滋病病毒职业暴露防护工作指导原则》等法律法规执行。

1. **依法管理** 严格遵守国家有关医务人员安全防护的有关法律、法规。严格遵守清洗、消毒、灭菌操作规程和消毒与隔离制度。

2. **职业暴露预案** 应建立发生职业暴露的应急预案，并建立职业暴露的报告及处理制度。

3. **防护知识培训** 开展工作人员培训，掌握安全防护知识、防护用具的正确使用方法、职业暴露处理方法及报告程序。

4. **标准预防措施** 严格执行标准预防理念和措施，人员操作时着装符合要求。CSSD不同区域的人员防护，应执行WS 310.1附录标准，并符合要求。严格手卫生措施。

5. **安全操作及管理** 预防锐器伤，防止电气危害，防止机械危害。防止移动大车、重型托盘或设备等物体时，拉伤肢体肌肉。

七、信息化管理需求

随着计算机技术、通信技术、网络技术为代表的信息技术飞速发展，信息化已成为CSSD管理和质量发展的重要建设项目。2014年国家卫生标准委员会医院感染标准专业委员会进行的《3 项标准开展实施效果的追踪调查及评价》调查中显示，206 所（56.9%）的医院信息系统正在开发过程中，并将很快投入使用。

信息化技术广泛地应用各个领域，必然会进入 CSSD 管理并促进质量和管理的科学化进程。

1. **信息技术基本概念**

（1）信息与数据：信息的概念不同于数据。数据是记下来可以鉴别的符号。数据经过处理仍然是数据，处理数据是为了解释数据。只有经过处理的数据才能成为信息。信息，反映客观事物特征，可形成知识，成为通信传播。

（2）信息的性质特点：①事实性，不符合事实的信息是没有价值的；时效性，从信息源发出的信息经过处理到利用的时间愈短，使用信息愈及时，使用程度愈高，时效性越强；②等级性，信息系统是分等级的（如医院、职能部门、CSSD、CSSD 岗位信息系统）不同级别岗位有不同职责，需要的信息不同，信息可分为三级，战略级、战术级和作业级；③价值性，经过加工的信息是劳动成果，是一种资源；④保密性，不是所有信息都可以对外开放。

2. **CSSD 信息系统基本功能及应用** 信息系统是以计算机和通信网络为基础、以消毒供应专业及工作系统思想为主导建立的，为计划、操作和控制医疗器械再处理、供应及物流的管理。它是由人员、设备和过程相互作用的结构。

从系统的观点看，CSSD 信息系统是医疗机构中的一个子系统。根据其组织规模和运行还可以分解成一系列的子系统。

根据 CSSD 行业标准 WS 310.1 的要求，宜将 CSSD 纳入机构信息化建设规划，采用数字化信息系统对 CSSD 进行管理。附录 A 中 CSSD 信息系统基本要求包括两部分。一是 CSSD 信息系统功能，分为管理功能和质量可追溯功能。管理功能相关要求，是开展 CSSD 管理所需要的信息和数据采集。质量可追溯功能相关要求，是开展质量控制及改进方面的信息和数据采集。二是信息系统技术要求。信息系统技术要求结合消毒供应专业管理特点，明确提出信息的数据源要求，如记录关键信息内容包括：操作人、操作流程、操作时间、操作内容等。其规定要求，形成信息系统能与人员、设备和过程相互作用的结构。强调了从技术上更好地实现信息的事实性、时效性和价值性作用，为管理决策、计划、实施提供及时、有价值的信息。具体内容如下：

（1）CSSD 信息系统管理功能

1）CSSD 人员管理功能：至少包括人员权限设置，人员培训等。

2）物资管理功能：至少包括无菌物品预订、储存、发放管理、设备管理、手术器械管理、外来医疗器械与植入物管理等。

3）分析统计功能：至少包括成本核算、人员绩效统计等。

4）质量控制功能：至少包括预警功能等。

（2）CSSD质量可追溯功能

1）记录复用无菌物品处理各环节的关键参数，包括回收、清洗、消毒、检查包装、灭菌、储存发放、使用等信息，实现可追溯。

2）追溯功能通过记录监测过程和结果（监测内容参照W310.3），对结果进行判断，提示预警或干预后续相关处理流程。

（3）CSSD信息系统技术要求

1）对追溯的复用无菌用品设置唯一性编码。

2）在各追溯流程点（工作操作岗位）设置数据采集终端，进行数据采集形成闭环记录。

3）追溯记录应客观、真实、及时，错误录入更正需有权限并留有痕迹。

4）记录关键信息内容，包括：操作人、操作流程、操作时间、操作内容等。

5）手术器械包的标识随可追溯物品回到CSSD。

6）追溯信息至少能保留3年。

7）系统具有和医院相关信息系统对接的功能。

8）系统记录清洗、消毒、灭菌关键设备运行参数。

9）系统具有备份防灾机制。

3. **信息化建设的实施** 信息化建设必须经过系统开发阶段。开发阶段可分为：计划、需求分析、系统设计、程序编写、测试与运行维护。在信息系统开发过程中，CSSD相关人员需要介入和参与。

（1）计划：计划阶段，确定开发信息系统的总目标。对功能、性能、可靠性及接口等提出设想，估算开发资源和成本，制订完成任务的实施计划。在此阶段，CSSD参与人员应了解整体方案，根据阶段性工作内容，及时提出需求和问题。如接口、操作系统的方便性要求（触屏、便携扫描等）设备数量等。

（2）需求分析：对开发的系统进行详细的定义。系统开发人员和用户进行共同讨论决定。系统开发人员须提供信息系统功能说明书和系统用户手册，详细描述功能，提交管理机构评审。此阶段，CSSD人员应深度参与，根据CSSD行业标准WS 310.1的要求以及附录A中对CSSD信息系统的基本要求，结合WS 310.3质量可追溯要求和本机构工作运行特点，在用户讨论阶段充分提出需求，或形成用户需求文件上报上级行政部门，将系统需求进行充分表达。

（3）系统设计：设计是信息系统工程的核心。即将确定的需求转换成相应的体系结构与模块。每个模块与某项需求对应，是程序编写的基础。管理信息系统，还要设计全局的数据结构。

（4）程序编写：程序编码阶段。

（5）测试：是保证信息系统质量的重要手段。首先进行单元模块测试，然后逐项进行有效性测试。合格才能交付用户使用。此阶段，应开始 CSSD 操作人员的培训工作（基本知识和操作方法）。

（6）运行与维护：交付信息系统投入正式使用运行。此阶段，应继续提供对 CSSD 操作人员的培训工作（实操和现场指导）。

4. CSSD 信息化方案及要素　信息化系统设计重点在于系统的设计和分析，决定系统的成败。形成好的方案，要注重以下方面设计。

（1）建立项目组：由职能部门领导组成的小组，负责计划、开发、实施。小组成员包括负责系统开发的领导、机构信息技术人员，系统使用部门人员等。

（2）原系统问题分析：对原系统（手工系统或信息系统）存在的问题进行梳理分类，识别问题在系统开发中的必要性和可行性。汇总问题是了解用户需求和期望的过程。CSSD 人员对原系统的问题，应充分准备，充分表达建议。

（3）原系统组织与功能分析：设计开发人员必须了解原系统的组织、功能及隶属关系。CSSD 人员应采用图表的方式说明或提供组织结构与功能，说明各个层级、岗位设置和工作情况，使设计人员充分了解。

（4）提供工作流程及数据：说明器械再处理的各个环节及过程，说明过程中信息来源、处理方法、信息去向、提供信息的时间和形式（报告、单据、屏幕）等。

（5）跟踪技术：确定物品跟踪技术（标识、代码）。系统的开发过程被认为是对原系统进行新目标的改变过程，而不是对原系统的再现。借助新的系统、新的技术手段，提升管理、质量和效率。

第四节　消毒供应中心的区域化服务

随着 2009 年卫生部 WS 310 消毒供应中心（CSSD）的三项强制性行业标准颁布以来，各级各类医院对医院感染控制及 CSSD 的重视程度得到了明显的提高。据不完全统计，三项强制性行业标准颁布以来，全国有近 70% 左右的三级医院 CSSD 进行新建、改建和扩建，软硬件都有较大程度的提高和改善。同时伴随着我国医药卫生体制改革的不断深入，分级诊疗政策的不断落实，通过多种形式的医疗联合体或对口医疗支援的新机制，不断推动医疗资源下沉，推动医疗服务优质资源对大中城市周边或困难地区的辐射和带动。使得基层医院或医疗机构的诊疗技术发生了显著变化，大量介入性诊疗、微创手术、置换等诊疗技术开始应用。在提高医疗水平的同时，也增加了患者发生医院感染的风险，同时大量结构复杂，材质特殊、价格昂贵的精密手术器械使用，给 CSSD 人员处置器械带来了前所未有的挑战，需要基层医院大量增加 CSSD 的软硬件条件、基础设备设施投入、人员配备、加强培训、提高管理水平等，而消毒供应作为专业性比较强的一个领域，涉及投资、建设、管理、采购、生产、质控等诸多环节。WS 310.1—2016 管理规范中要求，医院应将 CSSD 纳入本机构的建设规划，使之与本机构的规模、任务和发展规划相适应；应将消毒供应工作管理纳入医疗质量管理，保障医疗安全。为使器械物品处置达到规范化、标准化、同质化，确保每一位患者使用器械的安全性，医院面临了较大的压力和挑战。管理规范中同时提出鼓励符合要求并有条件的医院 CSSD 为附近医疗机构提供消毒供应服务，正是顺应了我国 CSSD 历史发展需求提出的大胆设想和解决方案。于是，在我国 CSSD 的快速发展进程中，出现了不同运行模式的区域化 CSSD，提供区域化的消毒灭菌服务。

一、区域化服务的概念及优缺点

（一）区域化服务的概念及模式

所谓区域化服务，是指某一区域器械物品的消毒灭菌服务由同一个或几个消毒灭菌服务机构提供。这里又引出了另一个重要的概念，即区域化 CSSD，又称超级消毒供应中心（super CSSD），这一概念来源于 21 世纪的英国。是指那些具备对所在区域内多家医疗机构（医院、门诊、诊所、保健机构等）的全部可复用医疗器械进行接收、清洗、消毒、灭菌，发放功能的 CSSD。国内不断发生的医疗感染事件，使医院以及地方卫生行政主管部门面临法律、经济或行政管控风险；医院评审对感染控制工作的日益重视，消毒供应卫生行业标准的颁布执行，从管理要求、硬件建设、人员配置培训及管理等方面对 CSSD 提出越来越严格的要求；而医院因为器械设备投入巨大，场地紧张、人员配置紧缺，人工费用上涨、能源消耗大、耗材投入成本限制等致使投入不足，影响到 CSSD 的实际运行质量。

发展区域化 CSSD 是我国消毒供应专业发展的时代需求。为满足消毒灭菌器械物品处置规范化、同质化的要求，逐渐形成了几种不同运行模式的区域化 CSSD。

①由省、市或区卫生行政部门牵头主导，依托 CSSD 条件相对较好的市、县或区级医院负责提供的区域化 CSSD：以该模式运行的 CSSD，从某种意义上，由于卫生行政部门牵头成立，具有更多的行政干预和监督机制，可以从政府层面获得更多的支持和便利，使得区域化服务的 CSSD 从前期开始运行更加顺畅，从而更好地保证医疗安全、病人安全、可复用医疗器械的处置质量以及灭菌物品的质量，有利于医院感染的控制。例如：江苏省溧阳市人民医院提供的区域化服务是以该模式运行的区域化 CSSD 的代表。2007 年 3 月，溧阳市人民医院投入 500 多万元对 CSSD 进行了改建。2007 年 10 月 18 日正式启用，同时实行手术室及病房、门诊可重复使用器械的 CSSD 集中管理。2008 年 4 月顺利通过常州市卫生局专家验收。同年 5 月，市卫生局组织相关部门对全市 27 家医疗机构的供应室从建筑布局、硬件设备、人员配置、质量管理、质量控制等方面进行了调查，发现存在很多安全隐患，具体表现在：CSSD 区域划分不清晰、设备设施陈旧落后、清洗不彻底、包装不规范、监测不到位、CSSD 人员专业知识缺乏、质量管理意识薄弱。溧阳市卫生局基于溧阳市人民医院 CSSD 刚完成改建，各方面条件具有优势，与溧阳市人民医院开始积极

探索适合溧阳市的 CSSD 管理模式。成立区域化管理领导小组、制订实施方案、与各家医疗机构沟通并签订委托溧阳市人民医院集中消毒灭菌供应的协议。经过八年多的运行，截至目前已承担本市 27 家基层医院的消毒灭菌物品供应任务。在全市建立起一个专业化、系统化的区域化消毒供应中心，并在全国树立起了典型模范作用。

②以社会资本为主导的第三方消毒灭菌服务机构：在国内比较早开始运行的是苏州新合力，这是一家医疗服务外包供应商，由英国新合力公司在国内投资筹建了一个现代化的消毒供应中心和一个工业灭菌中心。

（二）区域化服务的优点

随着 WS 310—2016 三项强制性行业标准的颁布，不少的医院从硬件和软件都无法满足标准，尤其是小型的医院、乡镇卫生院及个体诊所等。而随着医疗技术的发展，各级各类医院新的医疗技术和手术方式却不断拓展。复杂精密手术器械的使用，使重复使用的无菌物品质量得不到保证，导致手术患者医院感染暴发事件时有发生，也使得这些医院面临着非常复杂的境地。区域化 CSSD 主要有以下优点：

1. **保障医疗安全** 2009 年之前，国内没有针对医疗消毒供应领域的强制性和明确的卫生行业标准，医院或医疗机构的清洗消毒灭菌工作缺乏专业指导、技术操作标准和相应的检查评审要求，消毒灭菌的整体管理水平和专业操作能力明显不足，与医疗科技的快速发展极不相符。由此导致的手术或器械相关的感染事件层出不穷，而此时也鲜有消毒供应的集中化处理，这引起了国家相关部门的高度重视。建立区域化的 CSSD，由专业人员管理及处理重复使用的医疗器械和物品，能有效地控制不安全的因素，达到消毒供应专业化、标准化和规范化，逐步实现机械化、现代化、流程化的生产过程，使质量不断接近和 / 或达到工业生产标准，对控制医源性感染，保障患者安全十分有利，具有重要的时代意义。

2. **促进消毒供应专业的发展** 追溯到十年前，手术器械由洗手护士在一台手术结束后进行简单清洗、打包后自行灭菌或交给供应室人员灭菌，外来器械由厂商交给手术室或供应室直接打包灭菌。长期以来，器械的清洗、消毒和灭菌质量一直得不到很好的保证。质量监控出现很多的真空地带。随着 WS 310 三项行业标准的颁布和实施，促进了消毒供应专业的专业化发展之路。CSSD 集中化操作，使专业的人做专业的事，促进了质量管理、操作规范化和流程优化，专业化程度更高，也使专业人员的专业实践能力不断提高，尤其是随着集中化和 / 或区域化管理的进程，CSSD 人员接触的手术器械品种类型越来越多，不断接触腔镜器械、眼科等精密器械、动力系统，甚至机器人手术器械等，对这些精密贵重器械处理和物流管理的要求不断提高，促进了消毒供应从业人员不断探索的专业操作和实践能力，不断丰富工作经验，也增强了消毒供应专业人员的专业实践精神和应对器械处理的信心，强有力地促进了消毒供应专业的发展，缩小甚至赶超了一些先进国家的器械处理理念和质量。

3. **整合医疗资源** 随着我国 CSSD 的三项强制性行业标准推行，为满足规范要求，全国各级各类医院 CSSD 不断进行新建、改建和扩建，政府和医院资金投入巨大，带来重复配置和投资、投入与产出不相称等问题，造成国家资源浪费。部分医院的 CSSD 仍面临投入不足问题，即便硬件有所改善，但人员配备的数量、质量以及整体管理水平依然受限。行政监管面临巨大的压力和挑战，消毒灭菌物品质量及消毒供应管理质量仍存在较大的问题和风险。

随着分级诊疗的推进，国家必须要夯实医疗资源的供应基础和供应机构。为此国家推出了"一推一引"（推：推动医院必须考虑成本的控制和资源的利用率。引：鼓励第三方医疗服务供应模式，给医疗服务保障模式以出路）的理念，目的是推进和加快第三方健康服务产业的快速发展。2013 年，国务院发布《关于促进健康服务业发展的若干意见》，2015 年，国务院办公厅印发《关于促进社会办医加快发展若干政策措施的通知》，2015 年 9 月 1 日，国务院总理李克强召开国务院常务会议，宣布建立分级医疗制度，其中特别提到整合共享检查检验、消毒供应等医疗资源。随后，各省、市政府陆续公布的《"十三五"卫生与健康规划》《"十三五"深化医药卫生体制改革规划》等文件中指出要"引导发展健康服务产业，支持举办社会化、独立第三方 CSSD"。2017 年 1 月 17 日，国家卫生计生委印发《2017 年卫生计生工作要点》，支持社会力量举办医学检验、病理诊断、医学影像检查、消毒供应和血液净化机构，保障同等待遇。2017 年 3 月 8 日，国家卫生计生委、国家中医药局印发《基层医疗卫生服务能力提升年活动实施方案》，要求充分利用现有医疗资源，发挥第三方机构作用，建立影像、心电、检验、消毒供应等区域中心，提高优质医疗资源可及性和医疗服务整体效率。2017 年 4 月 26 日，国务院办公厅正式发布《关于推进医疗联合体建设和发展的指导意见》，要求推进医联体建设，共建区域化 CSSD。一系列政策和实施方案的出台，促进了央企、国企、医药上市企业、地方民营企业、消毒供应产业链企业都纷纷参与到第三方 CSSD 的筹备和建设之中来。同时，许多省市地方的大中型医院，正依托医院品牌、专业队伍和现有的 CSSD 场地，逐渐开放院内的 CSSD 为周边的医疗机构提供消毒灭菌供应服务，配合医联体项目的推进。区域化消毒供应服务模式符合国家政策要求和医疗改革方向，顺应消毒供应的发展趋势，可以帮助医院或政府摆脱这尴尬的困境，节约财政投入、均衡配置医疗服务资源，提升消毒灭菌供应质量，保证消毒灭菌物品质量的同质化，确保医疗安全和病人的安全。为满足 CSSD 行业标准要求提供了高起点、高标准、新模式的选择。

4. **降低医院成本支出的压力** 随着新规范的执行及整体质量的提升，CSSD 各类新仪器新设备的配置及要求越来越高，给医院的成本支出增加一定的压力，尤其是一些中小型医院，由于工作量的原因，仪器设备的配置与使用频率和效率不能完全匹配，单件器械物品的处置成本大大增加，配置资源得不到有效利用，造成资源浪费。区域化的 CSSD 创建，大大降低医疗单位的投入成本，提高设备的利用率，规模化生产，降低了器械物品的处置成本，有效地降低医院的成本支出，减轻医院的运行压力。

5. 减少医源性污染对周围环境的影响 近年来，随着一次性医疗物品的广泛使用，大量的一次性医疗废弃物对我们赖以生存的环境造成了巨大的影响，成为环境污染的重要因素之一。在我国环境污染日益严重的社会大背景下，如何有效利用再生医疗资源，减少一次性医疗物品的使用，也是我们每一位医务人员面临的课题，值得深思。区域化 CSSD 建立，充分利用已有的设备和场地，尽可能减少一次性医疗物品的使用，从而有效减少医疗废弃物的产生及处置成本，减少对环境污染的压力。同时，由于 CSSD 区域化集中处置，局限了在处置复用器械过程中产生的污水、残留化学剂、污染废物等污染源向周围扩散，方便后续无害化集中处理污染源，最大程度上保护生态环境。

（三）区域化 CSSD 服务的缺点

区域化服务对象涉及多家医院，对质量保证提出了更高的要求，由于转运需要势必造成消毒灭菌物品供应的及时性会受到一定限制、物品在转运途中的安全性会受到一定程度的影响。同时一旦出现水、电、汽供应失效或其他应急情况，后果影响较大，需要提前做好各种应急情况的应对措施和预案，以确保区域化服务工程能保质保量、恒久发展。

二、区域化服务的基本要求和条件

区域化 CSSD 不同于一般医疗机构内部集中管理的 CSSD，因为服务对象涉及不同的医疗机构，服务范围更广，服务流程环节更多，服务内容更复杂。因此，区域化服务必须具备相应的要求和条件，具备区域化服务的能力。

（一）统一的组织机构

目前在我国推行区域化 CSSD 集中管理的现行模式主要有以下几种：

1. 由卫生行政主管部门负责组织，在辖区内进行科学规划 由辖区内具有一定影响力并具备对所在区域内多家医疗机构（医院、门诊、诊所、保健机构等）提供消毒灭菌服务条件的医院，为附近医疗机构提供消毒供应服务。将其由原来的院内服务模式转化为区域化服务模式，实现区域化 CSSD 的功能和职责。

2. 由医院双方进行协商建立供需关系 CSSD 条件不符合规范要求、无法满足本机构物品清洗、灭菌要求或新建 CSSD 有困难，主动寻求有条件医院的 CSSD 帮助，将本院的无菌物品交由对方供给，付出一定成本费用，既解决了无菌物品清洗、消毒、灭菌的困难，又能保证无菌物品质量，同时也节省了本院投资建设 CSSD 的成本投入，双方通过签订合同明确责任。

3. 不依托医院，由社会化投资主体在城市某区域投资建设的区域化 CSSD 无论是哪种运行模式，都需要由该辖区内相应的卫生行政主管部门负责组织，在本辖区内进行科学的规划，统一的管理。对提供服务的医院或消毒服务机构的资质进行审核，以确保符合要求，具有医疗机构执业许可证或工商营业执照，并符合环保等有关部门管理规定。并对其 CSSD 分区、布局、设备设施、管理制度（含突发事件的应急预案）及诊疗器械回收、运输、清洗、消毒、灭菌操作规程等进行安全风险评估，服务和被服务双方签订协议，明确双方职责。建立诊疗器械、器具和物品交接与质量检查及验收制度，并设专人负责。定期对清洗、消毒、灭菌工作进行质量评价，及时向消毒服务机构反馈质量验收、评价及使用过程中存在的问题，并要求落实改进措施。

依托医院的消毒供应中心转设为区域化集中消毒供应机构：①必须经辖区卫生行政部门审核、批准；②必须取得《医院消毒供应中心（室）验收合格证》。

对于独立设置的区域化消毒供应机构不需要行政许可和审批环节，但需要具备以下资质：①必须取得工商部门注册登记，具有独立企业法人资格，确保经营范围与消毒供应符合，这也是国家简政放权、鼓励企业参与的重要举措；②项目图纸的卫生学意见审查；③企业化 CSSD 在试运行或正常运行阶段要进行质量评价，评价的标准应按照 WS 310 标准进行细化考核和项目检查；④通过卫生执法部门的抽检或定期检查；⑤通过环保审批；⑥部分省份对企业化的 CSSD 要求通过 ISO 质量体系管理认证，是政府部门在有意识的提升企业化 CSSD 进入门槛，也是对潜在质量风险的提前防控。

（二）规范的收发站

区域化 CSSD 的建筑布局，必须遵循医院感染预防与控制的原则，遵守国家法律法规对医院建筑和职业防护的相关要求。符合 WS 310 的建筑要求，内部流程布局合理，符合工作需求，同时还应考虑到方便物流的进出。有规范的收发站，回收和发放区域相对独立，洁污分流不交叉，各区之间的设备设施，人员相对独立，各区有良好的排风系统，空气流由洁到污，各区温度、相对湿度及机械通风的换气次数、照明要求符合 WS 310 的推荐标准。同时采用其他医院或消毒服务机构提供消毒灭菌服务的医院，应分别设污染器械收集暂存区和灭菌物品交接发放间。两个区域互不交叉、相对独立。根据无菌物品的存放原则进行存放，无条件或规模较小的医疗机构也可在接收无菌物品后直接发放到各使用部门（手术室、病房或门诊诊室等）进行存放备用。洁车（发送工具／容器）和污车（回收工具／容器）区别应用，不得混用。

（三）合理的交接流程

区域化 CSSD 应依据国家相关法律法规和行业管理规范及标准制定相应的管理制度和服务流程，以保障所有提供的物品器械安全，以确保各个使用单位的医疗安全，杜绝因器械物品消毒、灭菌质量问题引起的医源性感染发生。在前期双方协议之时，应以书面形式明确合理的交接次数、交接地点、交接流程，并明确双方的职责范围。交接双方人员需了解各类器械包的基本器械配置和器械基本性能特点，秉着高度负责的责任心共同完成交接工作，并在充分信任的基础上处理因交接过程中因忽视而可能出现的一些后续责任不清的事件。

（四）合理配备和培训工作人员

CSSD 专业发展在我国起步较晚，近几年随着规范和标准的颁布，不断推进落实执行，各省市地区开展各种形式的监督检查，快速促进了 CSSD 的发展和前行，但硬件和软件的发展并没有非常同步，在建筑布局、硬件设备、设施配备逐渐完善的基础上，软件的发展略显滞后，尤其是人员配备在数量、质量和管理上，仍需要加快前进步伐。对于区域化 CSSD 来说，行业发展最大的困局不在于硬件条件，而在于"以人为本"的职业素质、管理模式和实操经验。但遗憾是，目前人才的缺乏、管理的缺失已经成为制约行业发展的最大障碍，也是目前很多希望进入该行业的企业的最大短板。根据 CSSD 的工作量及各岗位需求，科学、合理配置具有执业资格的护士、消毒员和其他工作人员。合理配备人力资源，包括了合适的人员数量及素质，同时分阶段分层次，采用多种方式方法，渐进性地接受与其岗位相应的岗前培训，岗位培训，阶段性培训等，更突显重要性和紧迫性。人员配置的数量、质量和培训管理是保证各项工作顺利平稳运行的前提条件。区域化 CSSD 的管理人员，必须保证在人力资源配备和培训上做出合理的计划和资金预算，并在一定程度上维护 CSSD 技术操作人员队伍的稳定性，保证在岗人员能满足各相应岗位的工作质量需求。

（五）具备相应的运输条件

污染物品和无菌物品在院外较长距离的运输是区域化 CSSD 工作流程和特点之一。如何确保器械物品在转运途中的安全性，是区域化 CSSD 管理中必须面对的难题之一。首先，必须确保有足够的运输车辆和应急备用车辆。其次，要保证洁污物品分车或分区运输，所谓的分区运输指的是同一辆运输车物理隔断分成洁、污两个区域，分别为装载污染物品的回收车厢和装载无菌和 / 或清洁物品的发送车厢。保证污染物品和清洁物品不得混装混放。防止运输或装卸载过程对器械包和物品造成污染。最后，要确保精密贵重器械物品在运输途中的安全性，需要根据实际工作过程中器械物品的结构特点，配置转运箱、器械盛装和保护容器以及必要的器械固定装置，防止长距离运输造成的损坏。

三、区域化服务的运营流程

提供区域化服务的医院或消毒服务机构，其复用器械物品的运营包括以下流程：

（一）使用现场的预处理

为避免污染扩散、方便使用后器械的后续处置、防止后续处置人员的意外伤害事件发生，使用者应将重复使用的诊疗器械、器具和物品与一次性使用物品分类处理，将用后的一次性使用物品如：纱布、棉球、缝针或缝线、刀片等锐器按照医疗废弃物处理规定放置；重复使用的诊疗器械、器具和物品使用者在使用后应进行预处理，去除大颗粒肉眼可见明显污物，直接置于封闭的容器中，根据需要做保湿处理，精密器械应采用保护性措施，由 CSSD 集中回收处理；被朊病毒、气性坏疽及突发原因不明的传染病病原体污染的诊疗器械、器具和物品，尽可能采用一次性使用物品，必须要回收的器械物品，使用者应双层封闭包装并标明感染性疾病名称，由 CSSD 单独回收处理。

（二）待回收器械、器具和物品在使用医院的暂存

使用后的器械、器具和物品不应在诊疗场所清点，可由使用医院的回收人员统一将物品封闭方式回收并暂存于固定的室内交接区域，由提供区域化服务机构的回收人员按预定的时间进行回收。采用封闭式回收，避免反复装卸。

（三）清点交接及运送

在污染物品暂存地进行双方交接登记，精密贵重及特殊物品需要双方当面清点交接，初步检查功能状态，做好双方的签字登记。由区域化 CSSD 根据使用后器械的数量及周转需求确定次数及封闭式装载箱 / 框等。对精密贵重及特殊物品采用保护性容器或装置，妥善固定，确保转运途中的安全。

（四）回收分类

CSSD 将回收后的器械、器具和物品在污染区清点核查，根据污染程度或种类、器械材料、精密程度、不同清洗方法要求等进行分类。必要时做好标识以区分不同医疗机构器械物品。

（五）清洗消毒

根据器械的分类不同采用合适的清洗和消毒方法，保证清洗消毒符合规范的相应要求。并对清洗消毒后的器械、器具和物品采用合适的方法进行干燥。

（六）检查保养与包装

采用目测或使用带光源的放大镜对干燥后的每件器械、器具和物品进行清洁度和功能检查，带电源器械应进行绝缘性能等安全性检查，必要时采用合适的润滑剂进行器械保养。根据使用需求及厂家说明书对拆卸清洗后的器械进行组装和装配，核对器械的种类、规格和数量，对精密尖锐器械采用合适的保护装置，例如：保护套、硅胶保护垫、器械卡槽或与器械相匹配的容器等。选择合适的包装材料进行包装，保证器械物品包装、重量和体积符合 WS 310 的规范要求，采用保护性包装系统确保运转途中的安全。

（七）灭菌储存与发放

灭菌后的物品可根据不同种类、不同灭菌方式、不同来源机构、精密程度等进行分类存放，应根据使用需求尽可能及时发放到相应医疗机构备用。

（八）运送和清点交接

转运过程中应保护器械及包装，避免因转运和交接过程造成物品受损、受潮湿、受污染等情况的发生。清点接收应在清洁的室内进行。

（九）医院收发站

医院接收无菌物品后应按照无菌物品的储存要求存放，无菌物品存放间及存放架符合 WS 310 的相应要求。无菌物品固定位置存放，设置标识。接触无菌物品前应洗手或手消毒。无储存条件的医院应在接收后将无菌物品及时送到各使用科室合理存放。

四、区域化服务的质量控制

（一）建立完整的消毒供应中心质量评价体系

区域化 CSSD 应依据国家相关法律法规和行业管理规范及标准制定相应的管理制度、服务流程、质量评价体系和标准。包括器械清洗合格率、消毒物品合格率、包装质量合格率、无菌物品质量合格率等。

（二）完善物品暂存点及运输过程质量标准

区域化 CSSD 应覆盖的医疗机构广、涉及环节多、转运环节相对比较复杂，因而完善物品暂存点及转运过程的质量标准，将对无菌物品质量起到非常关键的作用。

（三）建立定期评价与反馈制度

区域化 CSSD 应纳入辖区卫生行政主管部门的工作质量控制系统，组织专家定期进行质量评价、检查，把质量管理放在首位，并将反馈意见纳入持续质量改进项目，不断提升无菌物品质量、提高服务品质，促进内涵建设。

（四）有效的成本管理

区域化 CSSD 应遵循国家财务部、原国家卫生计生委关于《医院财务制度》和国家有关法规的规定，进行成本核算，确定成本开支范围。建立健全 CSSD 的原始记录，通过成本效益分析，真实地反馈 CSSD 成本管理中的多种复杂因素，为科学地做好 CSSD 成本计划和决策提供重要依据，从中找出最佳的成本控制途径，在保证各项质量指标、满足服务对象需求的基础上，进行有效的成本管理，减少不必要的成本支出，为区域化 CSSD 的恒久发展奠定基础。

五、物流供应效率与质量要求

为了满足器械物品周转使用的需求，区域化 CSSD 在物流供应效率提升中显得非常重要，而复用器械物品使用后的任何一个环节出现问题，都将影响再次使用时器械物品的质量，包括器械物品的无菌性和功能完好性等。因而，如何合理安排器械物品处理的流程，保证物流供应效率最大化和符合相应的质量要求是区域化 CSSD 必须关心的重要内容之一。

（一）物流供应过程质量控制关键点

1. **回收过程** 回收工作是器械处理流程中的起始点，开展及时、高效的回收工作，利于提高工作效率，加快器械处理和器械使用周转效率。所以回收应本着及时、定点回收的原则。在回收操作中严格执行感染预防措施、应视所有回收的物品都具有传染性，回收人员应做好个人防护措施，着工作装、戴圆帽、口罩、戴手套，并备手消毒剂，便于操作过程中进行手卫生消毒；回收、运输中应用清洁手接触公共设施。使用封闭回收用具，采用封闭方式进行器械收集运送。如：密封框、专用封闭式转运推车及封闭式厢式货车等。了解各科室回收器械特点，对于精密贵重器械应做好保护措施，稳妥放置，防止回收转运途中损坏。被朊病毒、气性坏疽及突发原因不明的传染病病原体污染的诊疗器械、器具和物品，使用者应双层封闭包装并标明感染性疾病名称，由 CSSD 单独回收处理。使用者应在使用后及时去除诊疗器械、器具和物品上的明显污物，根据需要做保湿处理。不应在诊疗场所对污染的诊疗器械、器具和物品进行清点和交换。应将器械运送到暂存点和/或 CSSD 去污区清点、核查，以减少污染器械反复接触，防止职业暴露和环境污染。回收污染器械的用具，每次用后应清洗、消毒、干燥备用。

2. **分类清洗过程** 器械、器具及物品运送到 CSSD 去污区，清点、核查器械数量、功能状况及所属医院情况，做好相应的电子化或手工回收登记。通过对回收器械进行评估，根据器械来源不同、材质、结构、污染种类不同（特殊污染分别处置）及污染程度等状况进行分类装载，可拆卸器械、物品应拆分至最小单位，选择合适的清洗方法、清洗架及清洗程序。耐水洗、耐湿热材质的器械首选机械清洗方法。不耐水、不耐湿热材料及精密、复杂器械采用手工清洗或清洁的方法。污染程度较重的器械应进行预处理清洗后再做常规清洗。精密、特殊器械的清洗消毒应遵循生产厂家提供的使用说明或指导手册进行清洗消毒。合理使用清洗工具或媒介，包括清洗用水、各类清洗剂、清洗刷、气枪、水枪等。对不同来源及清洗要求的器械可酌情使用分类标识，以方便后续操作。分类清洗操作过程中，操作人员应严格做好防护措施。

3. **检查包装过程** 经过清洗、消毒和干燥处理的器械、器具和物品，进行包装前，应检查每件器械的清洗质量，可采用目测或使用带光源放大镜进行检查。清洗不合格的，应重新处理。检查器械功能状态和完整性，损毁或锈蚀严重的器械，应及时维修或报废。带电源操作的器械应进行绝缘性能等安全性检查。并使用医用润滑剂或生产厂家推荐使用的保养剂对器械进行维护保养。包装是整个无菌物品处置供应环节中非常重要的关键环节之一。其目的在于建立无菌屏障，确保器械物品在灭菌后的储存、转运中保持无菌性，直至安全使用。无菌屏障系统的建立包括两大关键要素，即包装材料和包装技术。因此，在合理选择包装材料的基础上，加上合格的包装技术对确保无菌包保持无菌性起着非常关键的作用，两者缺一不可。区域化 CSSD 服务，由于涉及多次的装卸载及较长距离的转运，对器械的合理包装提出了更多的要求，尤其是精密贵重器械，在包装环节妥善固定器械，采用保护性包装系统更显重要性。

4. **灭菌过程** 灭菌方法和技术能够杀灭传播媒介上所有微生物，包括致病微生物和非致病微生物，达到无菌质量标准。因此，灭菌过程是器械处理流程中技术操作的关键环节，也是质量管理的重点内容之一。由于无菌质量受到多种因素影响，例如待灭菌物品的清洁去污、器械的合理装配、灭菌设备的效能、灭菌方法的应用、灭菌参数的选择、灭菌器的操作等。因此，加强复用器械处置的全程质量管理、保证灭菌器的良好性能、执行正确的灭菌操作、灭菌过程质量监测和灭菌物品质量追溯管理等，是确保灭菌成功及合格的必要保证。

5. **储存、发放过程** 无菌物品储存环境的清洁度、温湿度以及储存、发放、转运过程中可能发生的任何事件，都将有可能影响到无菌物品的质量，如：无菌物品放于不洁潮湿之处、落地、接触到其他污染物品或表面、包装误拆或破损、封口不严密或裂开等。因此，灭菌后的无菌物品应检查验收合格后储存、保存在清洁、温湿度合适的区域内。按照物品种类分架存放，不堆放或混放，按照先进先出的原则摆放和发放。储存及发放时应避免不良事件对无菌物品的影响。确保无菌物品质量，保证有充足的储备以保障急救、突发公共事件时的应急供应，这更突显了提供区域化服务的 CSSD 的重要性。

6. **物流信息传递过程（无纸化）现代化** 区域化 CSSD 为提供高效率、高品质、及时正确的无菌物品，宜与各服务对象之间建立功能强大的无菌物品质量追溯及物流管理的电子化信息系统，实现物流信息实时传递，方便随时了解器械物品的所处环节、状态，为下一步闭环工作开展提供依据，有效管理资源，达到效率最大化，节约成本支出。

（二）物流供应过程个人防护要求

1. **着装要求** 根据不同岗位工作的需求而设置，如回收、发送操作的员工应严格执行感染预防措施，正确做好个人防护。接触污染器械时应戴手套。严禁戴手套或污染手接触公共设施。

2. **手卫生** 收及发送过程中应备手消毒剂，便于操作过程中进行卫生手消毒。如出现明显的手污染情况时，应严格执行洗手措施，防止职业暴露及污染扩散。

3. **职业暴露** 工作人员一旦受到职业暴露的损伤和事故，应及时按照相应的暴露处理流程进行紧急处理，对暴露的评估、暴露后预防干预，暴露后处理及暴露后的随访等进行报告并记录。

（任伍爱　王亚娟）

第四章

消毒供应中心的信息化管理

学习目的

通过本章学习对消毒供应中心信息化管理有全新的认识。

学习要点

掌握消毒供应中心信息化系统的基本功能；熟悉信息化系统基本设备设施及应用流程；了解信息化管理的重要性、优点及在绩效管理中的应用。

本章概述

本章介绍信息化管理的重要性及优点，信息化系统的基本设备设施及要求，信息化管理在物流供应过程的应用，信息化管理在绩效管理中的应用四个方面。

消毒供应中心（CSSD）的信息化管理是医院消毒供应中心实现全过程质量管理的一种工具。消毒供应中心是医院各种复用诊疗器械、器具和物品集中清洗、消毒、包装、灭菌的部门，是向全院提供各种复用无菌器械、辅料以及一次性无菌物品的部门；复用无菌器械的质量直接影响临床手术、诊疗、护理工作的质量，也直接影响着医院感染控制、患者身体健康和生命安全。消毒供应中心的信息化管理，简称质量追溯系统，记录复用诊疗器械、器具和物品在消毒供应中心从回收、清洗、消毒、包装、灭菌、储存、发放及手术室/临床科室使用的整个过程。完善的消毒供应中心质量控制体系，每一个细节都关系到复用无菌物品的质量，要保障供应物品的安全性，保证患者安全，消毒供应中心的信息化管理的建设显得尤为重要，需要得到医院的积极响应。

第一节 信息化管理的重要性及优点

2016 年 12 月，国家卫生计生委修订发布了医院消毒供应中心的三个强制性规范：医院消毒供应中心管理规范、清洗消毒及灭菌技术操作规范、清洗消毒及灭菌效果监测标准。从 2009 年卫生部发布有关消毒供应中心的三个规范起，消毒供应中心信息化管理是从业人员不断探索的重要方向，修订三个规范时增加了：宜将 CSSD 纳入本机构信息化管理规划，采用数字化信息系统对 CSSD 进行管理，CSSD 信息系统基本要求参见附录 A，提供了资料性附录 A。

一、信息化管理的重要性

消毒供应中心作为医院复用无菌物品生产物流中心，由于外科手术技术的发展及全院复用器械集中处理的要求，实施消毒供应中心信息化管理尤为必要：

1. 信息化管理实现无菌物品质量全程追溯，复用无菌物品处理的工作流程具有规范性和强制性，在各追溯流程点设置数据采集终端，记录复用无菌物品清洗、消毒、灭菌操作时的关键参数，实现质量控制过程的实时记录和可追溯。假如未实施信息化管理系统，复用无菌物品处理及一次性无菌医疗用品入库、出库只能采用手工记录，大量且烦琐的手工记录容易导致记录不全，无法追溯等问题，无法保证质控数据的真实性、及时性、全面性和共享性。

2. 信息化管理使消毒供应中心的人员管理、物资管理、质量控制、分析统计等功能进一步完善，实现线上化的人员培训、成本核算和绩效统计。对于消毒供应中心日常工作中产生大量的生产、采购、订单信息、成本核算、供应统计等日常管理内容，采用信息化管理后将变得省时省力、提高工作效率。

二、信息化管理的优点

复用器械物品从回收到再次使用，经过清洗质量监测，消毒质量监测，灭菌质量监测，每个环节应符合《医院消毒供应中心 第 3 部分：清洗消毒及灭菌效果监测标准》（WS 310.3）。如发现质量问题应及时追溯责任人及相关设备，并分析原因和进行改进，直至监测结果符合要求。

1. 有利快速召回有质量问题的复用无菌物品，当生物监测不合格时，要召回上次生物监测合格以来所有尚未使用的复用无菌物品，此时无菌物品已经发放至临床科室，有的已经使用，想要召回谈何容易。信息化追溯系统，可以从一个复用无菌物品序号、灭菌批次号甚至病人住院号进行有效追溯，追溯到复用无菌物品的种类、数量、是否使用、使用患者的信息等，同时追溯到相关责任人及所使用设备。

2. 信息化追溯系统内部运行环环相扣，用强制的手段控制每一个环节，杜绝疏忽大意造成的差错，如用信息化追溯系统查无菌物品的失效日期等，有助于减少因复用无菌物品不合格导致的医院感染事件。一旦发生医院感染事件，消毒供应中心可直接从追溯系统中提取切实可信的数据，在举证责任倒置的环节证明消毒供应中心生产的复用无菌物品是合格的。

3. 信息化追溯系统，数据可长期保存，并可与手术室等重要科室信息共享，实时传递，有利于提高岗位间和科室间的配合效率。

4. 约束操作人员工作规范，不可跳跃或逆转，有利于提高复用无菌物品的质量和安全性。

5. 信息化追溯系统中器械名称、图片等数据便于查询学习，为医院消毒供应中心新入职人员提供学习平台。

第二节　信息化系统的基本设备设施及要求

随着医院 CSSD 逐步走入规范化、科学化、现代化的信息化管理轨道。国内医院CSSD 信息化追溯系统的发展日新月异，从用于代替人工书写标签的标签打印系统，到通过医院信息系统（hospital information system，HIS）获取科室订单进行物品发放和库存管理，再到有完全追溯功能的信息化管理系统，医院 CSSD 信息化管理不断完善。利用条形码技术或基于 RFID 无线射频识别技术，实现以器械包为单位的过程追溯，利用数据采集技术记录清洗消毒器、灭菌器的参数，要实现医院 CSSD 信息化系统，宜配备基本的设备设施，达到信息化管理的要求。

一、基本设备设施配备

CSSD 信息化系统基于医院网络系统，CSSD 一线操作岗位采用客户端（client）/ 服务器（server）、手术室等使用科室采用浏览器（browser）/ 服务器（server）的混合架构，通过客户端 / 浏览器和服务器之间的协作，完成信息化管理功能，所有的数据和操作信息都存储在数据库中，常用的设备设施包括服务器、计算机、无线扫描枪 /PDA 手持终端、标签打印机、条形码打印机、数据采集器等，基本设备设施软硬件配置符合医院信息化建设需求。CSSD 信息化系统基本设备配置如图 4-1 所示。

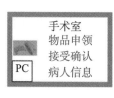
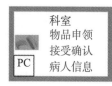
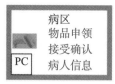
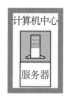

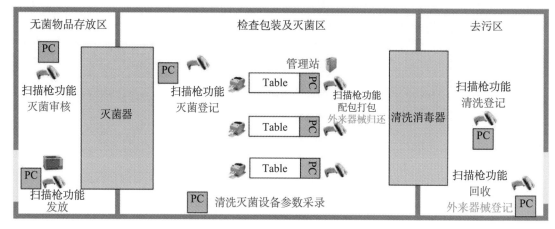

图 4-1 CSSD 信息化系统设备配置示意图

二、基本要求

（一）信息系统基本要求

CSSD 信息系统基本功能包括管理功能和质量追溯功能。

1. **管理功能** ①人员管理功能：根据使用信息化管理系统不同的功能，设置系统管理员（软件工程师）、科室管理员、消毒供应中心使用人员、临床科室使用人员等，可以根据人员的不同权限设置不同功能；②数据管理功能：包括单一器械种类、器械包种类、包装材料种类、外来器械与植入物相关信息，有器械的图片数据库，提供器械图片信息，图片与器械一一对应，利用这些资料可直接培训新员工关于器械装配等方面的知识，提高包装过程的准确率。当器械序列号随着使用次数增多不能识别的时候也可以利用图片辨别器械；③物资管理功能：包括无菌物品预订、储存、发放管理、手术器械管理、外来医疗器械与植入物管理及设备管理，库存有效期智能管理、自动盘点功能等；④分析统计功能：包括成本核算、人员绩效统计，根据用户需要，以不同的形式组合输出统计分析报告，CSSD 管理人员可以根据实际使用情况制订使用计划，逐步减少过度使用器械的情况，优化调度器械的使用情况；⑤质量控制功能，至少包括预警功能等；⑥设备信息：在信息化系统中对 CSSD 设备建立电子档案，包括厂家、型号、编号、安装日期、检修情况等，获取消毒清洗器、灭菌器运行状态等相关数据以电子形式存储，记录设备运行状态的曲线图。

2. **质量可追溯功能** ①记录复用无菌物品处理各环节的关键参数，包括回收、清洗、消毒、检查包装、灭菌、储存发放使用等信息，实现可追溯。②追溯功能通过记录监测过程和结果（监测内容参照 WS 310.3），对结果进行判断，提示预警或干预后续相关处理流程。

（二）信息系统技术要求

1. 对追溯的复用无菌用品设置唯一性编码，使用条形码和 RFID 射频技术作为标识技术。

2. 在各追溯流程点（工作操作岗位）设置数据采集终端，进行数据采集，记录每个物品在各操作流程的处理过程、操作时间、操作者，实现每个物品的历史都有据可查、有证可依，形成闭环记录，在系统中可以随时随地查询器械包所在的位置和状态。

3. 追溯记录应客观、真实、及时，错误录入更正需有权限并留有痕迹。

4. 记录关键信息内容包括：操作人、操作流程、操作时间、操作内容等。

5. 手术器械包的标识随可追溯物品回到 CSSD。

6. 追溯信息至少能保留 3 年，利用系统的完全可追溯性，通过患者住院号、器械包序号等追溯器械处理的关键设备数据。

7. 系统具有和医院 HIS、手术管理信息系统对接的功能，手术器械包信息记录到患者信息中。

8. 系统记录清洗、消毒、灭菌关键设备运行参数。

9. 系统具有备份防灾机制，信息化系统的数据在服务器进行备份。

第三节　信息化管理在物流供应过程中的应用

一、信息传输的及时准确性

信息录入与传输贯穿消毒供应的整个流程，其实时性和准确性是物品供应质量的重要保障。通过医院 HIS 系统消毒供应中心的数据可以与各临床科室、总务库房、设备科、财务科等准确对接，使临床使用科室能随时申领物品、查询物品包在消毒供应中心所处的状态及成本信息，并使财务科能对各科成本进行统计核算，实现数据全院共享。

（一）可复用器械包处理信息全程追溯

1. 每个操作步骤实时保存在服务器数据库中，所有客户端实现数据同步。

2. 器械的回收清点、清洗、清洗结果、包装、灭菌、灭菌结果、发放、病人使用全程追踪，实时追踪器械所处的某个处理环节。根据器械包名称编码查找当前器械所处的状态，如在哪个清洗消毒机清洗或当前包装状态等任一环节，每个环节精确到操作人员及使用人员的跟踪。

3. CSSD 信息系统与设备监控数据端口连接，可实时监测清洗消毒机、灭菌器运行状况，记录运行过程，如温度、时间、压力等参数。

（二）优化 CSSD 一次性无菌物品库房管理

1. **入库和出库管理** 低值 / 一次性无菌物品自动入库，支持从医院一级库直接导入或接口同步导入等方式（图 4-2）；根据科室申领情况的出库记账，支持冲红功能。

2. **科室申领** 科室根据实际需要生成申领单，包括周期性申领和临时申领，每个科室维护定期申领的物品基数，周期性申领时自动引入发放物品套餐。

3. **配送周期** 根据管理习惯，设置周期性配送时间，可按月、周设定配送日期。

4. **盘点管理** 自动盘点无菌区备用物品包和一次性无菌物品，对库存不足予以提醒（图 4-3）。

5. **科室成本统计和查询** 临床科室可查询所有物品的名称、数量、规格、金额，并查询所有单据的状态、物品申请情况、费用等；财务科能对各科成本进行核算，实现 CSSD 与临床科室间信息共享实时化、透明化。

6. **预警提醒** 实现物品高 / 低储预警，设定预警包（失效前 3 天）、过期包自动提醒（图 4-4）。

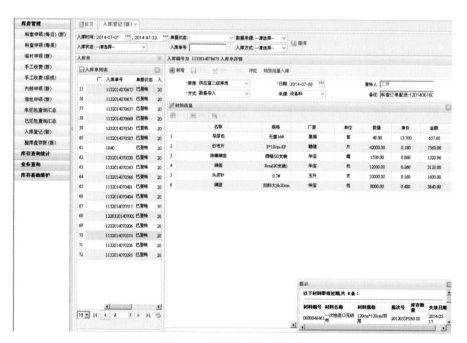

图 4-2 申领物品自动入库

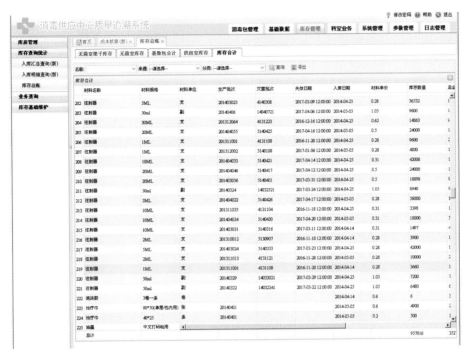

图 4-3 自动盘点一次性物品

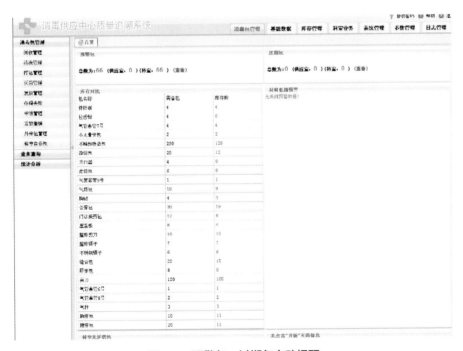

图 4-4 预警包、过期包自动提醒

二、优化工作流程

通过 CSSD 信息化系统的操作程序提示功能，复用器械及外来器械处理流程的每一个环节都必须严格按照程序规范进行操作，任何一个流程没有执行完毕均无法进入下一环节，避免有不规范操作的发生。制作器械打包清单、图谱，减少物品包装过程中出现的疑问。下面详细介绍以单个器械包为追溯目标的信息系统应用方法（图 4-5）。

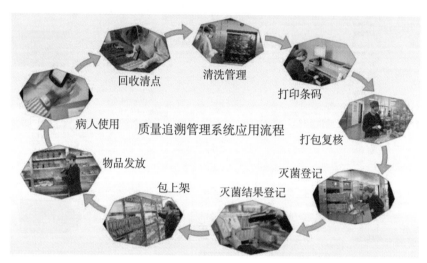

图 4-5 CSSD 质量追溯系统应用过程

（一）回收清点过程

使用后器械包回收至 CSSD 去污区，回收人员清点检查器械包内物品数量、规格和功能，使用扫描枪（或 PDA）进行回收登记，记录所属科室、物品名称、数量、回收人员、时间等信息，支持器械包条形码自动回收和包编码回收两种方式。CSSD 接收外来器械时，器械公司人员按规定时间先将器械送至设备科验货后，再送至 CSSD 去污区。CSSD 信息系统与设备库房系统联网，接收人员只要核对器械后即可将设备库房外来器械信息导入 CSSD 信息系统中。信息系统也支持过期包自动回收、灭菌不合格物品的召回功能。

（二）清洗消毒过程

清洗时信息系统需记录清洗物品、清洗时间、清洗人员、清洗设备、清洗方式和程序等数据，实时监控清洗消毒机运行过程。若清洗消毒机故障可做换机操作；若清洗物品特别多清洗消毒机不够时，还可以设计虚拟预备清洗机，先将待洗物品登记在预备清洗机上，等有清洗机可以清洗消毒时可做换机操作，清洗正式开始，提高工作效率。

（三）清洗结果登记

清洗设备清洗结束时，操作人员根据清洗消毒机参数或清洗效果测试卡判定结果是否合格，并进行登记（图 4-6）。若清洗结果不合格，该批次物品不能进入下一个工作流程。

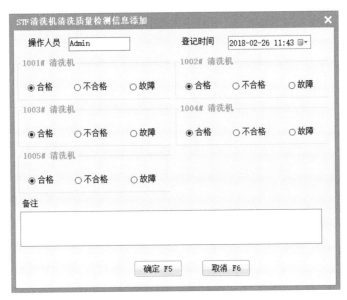

图 4-6　清洗结果登记

（四）打包复核过程

保留物品的清洗信息，填写打包人、复核人、灭菌类型、有效期信息后生成物品包的唯一条形码，贴于对应的物品包外。包装过程中发现清洗不合格器械应返洗并做清洗质检登记。包装时在电脑端可以图文并茂展现物品包内容物信息，方便操作人员核对。

（五）灭菌过程

灭菌人员使用扫描枪（或 PDA）扫描设备唯一条形码和进入该灭菌设备的待灭菌物品上的条形码，再和该灭菌锅的监测包相关联，记录灭菌物品名称、灭菌时间、灭菌人员、灭菌设备、灭菌锅次和程序、灭菌监测包等信息。外来手术植入物灭菌时必须关联生物监测包，有提示功能，保证植入物包的灭菌质量。

（六）灭菌结果登记过程

灭菌结果登记时作相应的时间限定，实际灭菌时间结束才能登记灭菌结果。操作人员根据灭菌参数和监测包结果判定是否合格，并进行登记；若灭菌结果不合格，该批次物品不能进入下一个工作流程。记录 B-D 监测结果，登记灭菌物理、化学、生物监测结果，生物监测结果不合格时作召回处理。

（七）包上架和储存过程

对灭菌结果合格的物品，工作人员方可通过扫描枪（或 PDA）扫描对应物品的存架号和相关联的已灭菌物品，逐一进行上架工作。并且提供换架功能以防上架错误。

（八）物品发放过程

记录所发物品名称、数量、规格、发放时间、发放人员、发放科室、接收人员等信息。根据科室申领情况发放，支持 CSSD 代替科室申领和发放，支持借包的紧急发放。外来植入物灭菌紧急发放时有提示功能，需要紧急放行，但需标注紧急放行原因。每一项操作都留有数据、信息，可以责任到人，便于护士长日常管理和质量控制。

（九）物品使用

该物品包使用到某一患者，操作人员用扫描枪（或 PDA）扫描物品条形码和该患者腕带条码，使物品包信息和患者信息相关联。

使用系统与不使用系统前后业务流程和工作内容的差异见图 4-7。图中每个业务环节中，流程箭头左侧的 □ 代表原有手工情况下的处理方式，右侧 □ 代表使用系统以后的自动化处理方式。从图中可以看出，业务中大量手工操作通过移动智能终端自动处理，不增在操作环节却提高了效率，也降低了出错概率。

三、加强质量控制

信息系统基于移动计算和电子识别技术，结合无线网络和二维条码技术，可以使医疗工作人员随时随地进行数据的查询。同时，由于使用无线扫描等专业设备，减少了人工记录的环节，可以减少工作中出错的概率；数据能够安全永久性地存储，满足"举证倒置"的需求；科学地对消毒供应中心无菌物品的清洗、消毒、配包、复核、灭菌、储存、发放、使用和回收整个流程进行闭环式管理；标准化的业务流程，不仅实现与医院整体物资管理系统及经济核算系统的整合，全面满足医院物资管理及经济核算的需要，还能有效地降低医院交叉感染的发生概率，提高工作质量。

（一）使"终末管理"转变为"各环节控制"的全程精细化管理

消毒供应中心全面信息化数据库的建设，确保医疗物品从清洗、消毒、配包、复核、灭菌、储存、发放、使用到回收全过程数据永久保存，能追溯到时间、人员、地点、数量、价格乃至于管理者在各个层次需要的信息。操作程序中的提示功能及强制性工作流程杜绝了人为不规范操作引发的质量问题。制作器械打包图谱，减少物品包组装出现的问题等，便于责任鉴定和管理鉴定，有助于解决各科室间的纠纷。

（二）建立预警系统

信息系统对过期包、不合格包等问题包提供预警提示，灭菌监测不合格时可启动召回，对已发放包提醒、追踪，并限制使用。将物品信息与患者信息管理关联，清洗灭菌设备数据通过数据线导入数据库长期保存，实现了随时随地追踪调查和数据分析，同时进行质量追溯，责任到人。

（三）形成质量分析报告

系统自动对采集数据进行统计分析，形成质量分析报告，为管理者判断是否需要进行专项质量改进提供数据支持，成为评价质量改进的标准。如通过实时监测清洗状况，对不合格率进行统计；通过实时监测灭菌参数（图 4-8），对灭菌状况进行查询统计；通过实时记录设备运行状况，及时了解到设备的故障等。

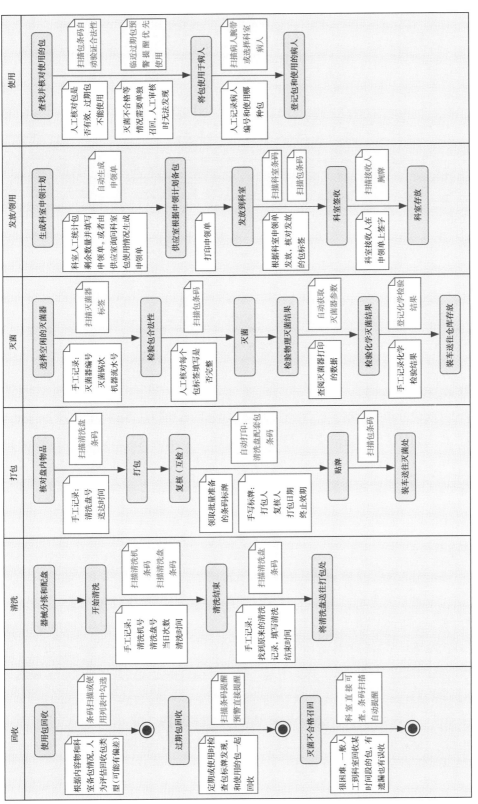

图 4-7 使用系统与不使用系统前后业务流程和工作内容的差异

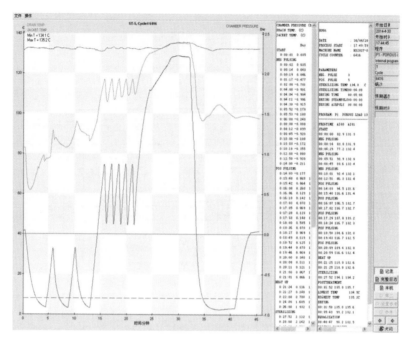

图 4-8 实时监测灭菌参数

（四）有效控制院内感染

由于传统纸质化操作的限制，消毒供应中心内部各区域的信息需要用纸质进行沟通。纸质从污染区传递到清洁区，造成空气和物品表面的污染，成为医院感染发生的隐患。消毒供应中心应用信息化管理，不仅使工作更加高效、准确、便捷，还可做到无纸化作业，对有效控制院内感染的发生起到重要作用，还提高了消毒灭菌的专业水平，为医院高质量服务提供了保障。

四、追溯管理需求

追溯，意为向前推算、探索事物的由来。消毒供应中心三项规范《医院消毒供应中心第3部分：清洗消毒及灭菌效果监测标准》（WS 310.3—2016）中将"可追溯"定义为：对影响灭菌过程和结果的关键要素进行记录，保存备查，实现可追踪。运用计算机网络技术对物品管理的每个环节进行有效监控；对清洗消毒机、灭菌器等设备运行状态进行全程跟踪，记录和保存清洗、灭菌过程，做到有迹可循；监控每件无菌物品的质量，形成质量记录，具有法律依据。

（一）多条件、多角度对消毒包整个生命周期流转过程追溯

将物品信息与患者信息管理关联，通过查询包条码或病人住院号都可以查询得到该包的质量数据，为举证倒置提供依据（图4-9）。

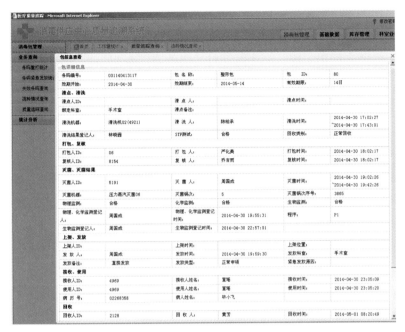

图 4-9　消毒包整个生命周期流转过程追溯

（二）问题包及时召回

发现物品消毒、灭菌质量不合格时，可及时召回同批次处理的其他物品。可从 PC 端追溯问题包目前所在的位置，为召回问题包提供方便，防止问题包被使用。根据包上的条码可以查询其整个处理流程的信息，通过消毒灭菌设备号和时间查到同台设备、同批次物品的去向及当前位置，使用情况及使用人。

（三）一次性物品发放信息可追溯

一次性无菌物品通过医院 CSSD 信息系统入库，记录包括产品名称、生产批号、生产厂家、失效日期等信息。物品发放时，需记录发往科室、生产厂家、生产批号等，以便于相关信息的查询和追溯。一旦发现某一批次产品有质量问题，可迅速召回同批次产品。

第四节　信息化管理在绩效管理中的应用

消毒供应中心管理者如何调动科室人员的积极性及主动性，加强成本意识，提高工作效率及服务质量，成为目前 CSSD 工作亟待解决的问题。通过应用 CSSD 信息化系统的绩效考核功能，管理者可有效地监控物资消耗成本，核算护士或护工的工作量，提高 CSSD 工作质量及运行效率。

一、控制物资消耗成本

1. 信息化管理系统的运用，提供了护士长及相应岗位工作提醒和报警功能。包括消毒包过期预警或即将过期预警，一次性材料过期预警，高 / 低储预警，定期盘点（盘盈、盘亏）处理。实现动态监控灭菌包生产流程，缩短基数包放置周期，提高器械使用率，降低器械损耗，节约医院器械成本。

2. 建立 CSSD 的成本计算模版，对器械损耗折旧、耗材消耗、人工、水电、设备等分别进行核算，对器械包进行科学地定价和收费。

3. 在 CSSD 信息系统中建立仪器设备档案，包括厂家、型号、编号、安装日期、检修情况等，并建立维护和定期检测预警机制，有效地避免由于人为疏忽而发生的漏检漏测的情况。此外，医院 CSSD 管理系统对设备使用信息进行收集，可为统计分析设备的使用率提供数据，对设备进行最优化排班，定期维护并生成维护记录，如图 4-10 所示。

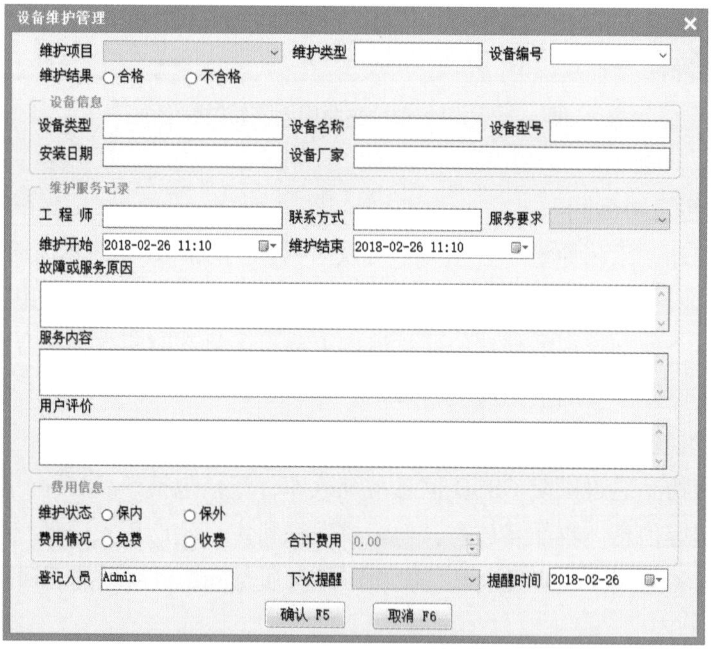

图 4-10　设备维护管理

二、核算工作量

通过信息化管理，工作人员只需工号登录并通过移动终端扫描包条码，系统就能自动记录各个员工的工作量。在工作量统计报表中可通过时间段、操作人等查询条件，统计各个操作员的工作量，对工作人员进行计件、计量考核。查询物品供应流程各个环节操作人员的工作情况，对每个操作人员的工作质量进行分析，为个人绩效考核提供准确依据，充分调动人员的工作积极性。通过对年度、月度工作量统计分析，同期对比，可呈现工作量变化趋势，为人力资源调配和成本核算提供客观依据。

系统可通过列表或图形等多种方式展示，方便管理者一目了然地看到各个操作员的工作量（图 4-11、图 4-12）；通过不同器械包的绩效因子、操作人员的工作量计算出个人绩效分值（图 4-13）。

三、提高工作效率与质量

使用 CSSD 信息系统前，每次回收、下送物品清单，无菌物品包外化学指示标签六项信息均采用手工书写，工作量大，难免会出现抄写错误、漏写、字迹不清等情况，且手工结算和查询效率低下。信息系统应用后，避免了上述书写错误的现象，使错发、漏发、多发出错率明显下降，避免传统的人工记录方式造成原始档案资料丢失等情况。CSSD 信息系统可以严格控制物品包的质量，减少了靠手工操作的事务性工作，控制了靠手工操作的差错率，结算和查询便捷正确提高了工作效率与质量。

图 4-11 工作量统计（图形）

开始时间：2015-12-01 00:00:00　结束时间：2016-06-14 23:59:59　操作人：　查询　打印

图形　列表

	操作人	回收	清洗	打包	复核	灭菌	发放	总计
3	吕京环	327	9	33	444	198	103	1114
4	王小芳	913	53	0	943	607	0	2516
5	任志清	1379	52	0	840	420	0	2691
6	安小净	1402	20	421	1251	0	422	3516
7	贾佳	0	0	1816	0	0	0	1816
8	何琪	0	0	0	0	2188	341	2529
9	李茹	0	0	0	1556	0	0	1556
10	赵微微	0	0	0	0	707	0	707
11	陈华	0	0	0	0	0	1692	1692
12	王庆	0	0	0	0	0	867	867
13	汪彩	0	0	1142	0	0	0	1142
14	总计:	5048	147	5125	5073	4890	4395	24678

13　第 1 共2页　显示1到13,共14记录

图 4-12 工作量统计（列表）

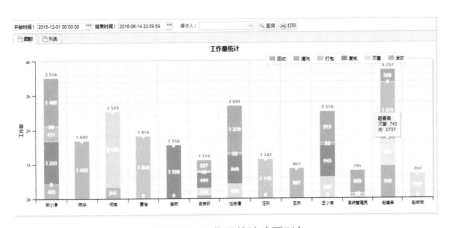

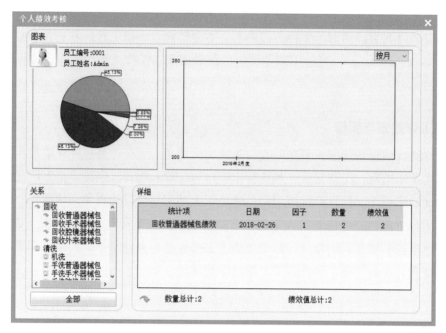

图 4-13　个人绩效考核

同时，CSSD 的信息网络实现区域化链接，可承担周边区域内中小型医院的器械消毒灭菌工作，实现在线录入订单，并在线进行物品包过程追溯和费用查询等工作。区域化消毒供应中心的模式既能保证卫生资源的合理配置又能提供专业化的消毒供应服务，保障病人的安全。

（莫军军　诸莉敏）

第五章

清洗与消毒

学习目的

通过本章学习能系统地学习消毒供应中心常用的器械清洗与消毒技术的基础理论与知识。

学习要点

掌握清洗的基本概念、清洗效果的影响因素及常用的清洗方法。掌握消毒的概念及常用的消毒方法。

本章概述

本章介绍清洗、消毒的概念，医院常用清洗、消毒方法，适用范围、使用注意事项及原则。

《医院消毒供应中心 第1部分：管理规范》（WS 310.1—2016）明确规定了诊疗器械、器具和物品使用后应及时清洗、消毒、灭菌。医院复用医疗器械种类繁多，形状各异，材质也不同，因此对清洗与消毒方法的适应性也不同，选择适合于不同类型医疗器械的清洗消毒方法也至关重要。同时，清洗的效果也会最终影响到消毒及灭菌的效果。

第一节 清洗

清洗是处理可重复使用污染器械、器具和物品非常重要的环节。有效的清洗是器械、器具和物品能达到消毒和灭菌目的的前提条件。

一、清洗的概念与目的

1. 清洗的概念 清洗是指去除医疗器械、器具和物品上污物的全过程，包括冲洗、洗涤、漂洗和终末漂洗。冲洗是指使用流动水去除器械、器具和物品表面污物的过程；洗涤是使用含有化学清洗剂的清洗用水，去除器械、器具和物品上残留物的过程；漂洗是指用流动水冲洗洗涤后器械、器具和物品上残留物的过程；终末漂洗是指经纯化的水、蒸馏水对漂洗后的器械、器具和物品进行最终冲洗的处理过程。

医疗器械、器具和物品消毒及灭菌前的清洗作用，得到人们日益的重视，清洗的物品可以不灭菌，灭菌的物品一定要清洗这个观点，成为医疗器械、器具和物品复用过程需要遵循的基本原则。降低微生物负荷是清洗的重要环节，医疗器械在不同手术种类及器械类型，使用后所带有的微生物量是有差别的，一般外科器械用后 $10^0 \sim 10^4$/ 件（80% 以上少于 100/ 件），硬性管状器械 $10^1 \sim 10^4$/ 件，胃肠内镜 $10^7 \sim 10^{10}$/ 件，提示了医疗器械、器具和物品清洗的复杂性，对技术的要求具有综合和个体的要求，如眼科器械、达·芬奇器械等，都有不同的清洗指南，并定期更新。在 EN/ISO 标准明确了清洗、消毒及灭菌对微生物灭活指数的数值，完美的清洗——灭活指数（inactivation factor，IF）为 4log，即减少到或灭活剩 1/10 000，消毒——IF 为 7log5，即减少到或灭活剩 1/50 000 000，灭菌——IF 为 6log，即减少到或灭活剩 1/1 000 000。复用医疗器械再处理的清洗相关基础研究和国内外标准，极大地推动了清洗技术的发展。

2. 清洗的目的 医疗器械的清洗是医疗器械消毒灭菌前的必要处理过程，是器械重复使用的前提，物品表面的污染物，为微生物的繁殖创造条件，微生物负荷量高的情况下，容易成为微生物的保护膜，影响消毒灭菌因子对各类微生物的杀灭作用，蒸汽灭菌不能去除热原，如细菌残尸体释放内毒素，造成消毒灭菌失败。清洗同时污染物也可附着在医疗器械的表面，造成器械的锈蚀等增加清洗难度，影响器械使用的安全性及使用寿命。Nancy S.Chu 等曾报道，使用后的软式内镜吸引腔道内的生物负荷达 7.0×10^9cfu，清洗后降至 1.3×10^5。管腔表面的生物负荷由使用后的 5.1×10^5，清洗后；降至 2.2×10^4。同时，革兰氏阴性杆菌清洗后比使用后下降了近 99%。这对后续的消毒灭菌及防止生物膜形成起到了极大的帮助。因此清洗的目的不仅是为了将医疗器械上的污染物（包括无机物、有机物及病原微生物）彻底清除，避免形成生物膜，使重复使用的医疗器械维持清洁状态，保证消毒和灭菌效果。同时及时有效的清洗还可避免器械腐蚀，影响功能，使之保证有合理的使用寿命及保证患者的使用安全。

二、清洗的基本原理

清洗过程是由清洗介质、污物和被清洗的医疗器械或物品 3 部分之间相互作用的过程。清洗介质通常是指水及医用清洁剂。医疗器械上的污物通常包括有机物、无机物和微生物等。

清洗的基本原理是指向被清洗物的表面施加热能、机械能和化学能，通过热作用、机械作用、表面活性作用或医用清洁剂的溶解、皂化、分解、乳化、螯合等机制的相互作用，在一定时间内实现医疗器械或物品的有效清洗。机械力、医用清洗剂、温度和时间是实现清洗过程的 4 个基本要素，机械力能触及器械所有外表，如拆卸到最小化、清洗刷等工具、水冲击力能触及所有物表；用充分的时间把污染物去除；选择针对性及有效的清洗剂，配合适宜温度、浸泡时间和机械力，达到发挥最大效能。四要素缺一不可，把其作用综合应用，发挥到最大化，也是近年机械清洗设备性能不断研发的基础。

1. **机械力** 是清洗过程的动力，手工清洗主要通过刷洗或擦洗的力度、次数来达到要求，因此受到人为因素的影响较大。机械清洗可通过验证，科学的设定喷淋臂的水流速度、流量和压力，力求把各个要素综合利用，达到清洗效能的最大化。而超声清洗机则通过独特的"空化效应"来达到这一目的。当医疗器械结构复杂，细的管腔等，清洗刷子就不能发挥的作用，而机械清洗的水流如没有特定的设计，水压下降或水流无法进入管腔内，机械力的清洗作用就会下降甚至到失效，此时，需要提高其他三个因素的效能，才能达到预计的清洗效果。

2. **医用清洗剂** 医用清洗剂根据所含成分的不同及污物类型的不同，主要是通过湿化、乳化、分离、皂化、溶解、螯合等作用机制，加速污物的去除过程（图 5-1）。

3. **温度** 温度在清洗中起到了非常重要的作用。一般是指清洗用水与清洗液所需的温度，清洗温度与污物的类型和粘固程度有关。清洗温度因其同时对污物、医用清洗剂及清洗作用产生影响。如温度过高，造成污物中的蛋白质凝固，增加污物清洗去除的难度，温度过低，则影响有机物的清洗去除效果。在一定的温度范围内，温度越高、医用清洗剂的清洗效果越好，但当温度过高可造成酶清洗剂中酶液失活，影响酶液清洗剂的清

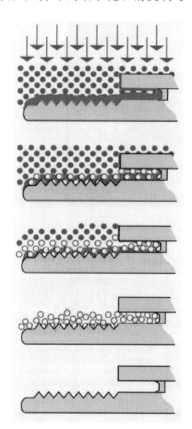

图 5-1 医用清洗剂作用示意图

第一，清洗剂中的酶、表面活性剂、湿化剂首先分解蛋白质污渍的表面；
第二，污渍表面增加的表面张力使得酶、表面活性剂、湿化剂能够深入污渍内部，并进一步分解污渍；
第三，通过冲洗冲刷及换水，细小的污渍被剥离器械表面。

洗效果，如温度过低，则会影响酶液清洗剂或碱性清洗剂达不到理想的清洗效果。

4. 时间 时间是指清洗介质与被清洗的器械物品的表面充分接触与作用的时间。一般来说，清洗的时间越长，清洗的效果越好。因此，清洗的各个环节应保证有足够的时间。如手工清洗时，要保证酶液或其他清洗剂浸泡的时间足够、要保证冲洗、漂洗或擦洗的时间和次数，以保证清洗的质量。全自动清洗消毒机可通过设定经过验证的有效程序、合理确定各个清洗步骤的时间，达到理想的清洗效果，有效规避了手工清洗时因人为因素造成的清洗不合格。

三、清洗工具与媒介

医疗器械的清洗是 CSSD 最重要的工作内容之一，也是消毒和灭菌成功的重要环节之一，清洗和消毒过程是在去污区内完成的，这一过程的成功完成离不开清洗工具和常用的清洗媒介，以达到理想的清洗消毒效果。

（一）清洗工具

手工清洗技术在器械清洗工作中占有重要作用，主要适用于不具备机械清洗条件、精密复杂器械的清洗和有机物污染较重器械的初步处理。手工清洗程序包括冲洗、洗涤、漂洗和终末漂洗。清洗过程需要借助压力水枪及气枪、各种型号的清洗毛刷、清洁布、其他专用清洗工具：如含清洗剂海绵或通条。

1. 压力水（气）枪 主要用于管腔类器械的清洗，在清洗狭窄内腔，一般无法采用清洗刷进行清洗时，可选用压力水枪反复冲洗内腔，利用水枪的喷嘴，将高压低流速的水转换成低压高流速的射水流清洗管腔内部，使水在管腔器械内面渗透、压缩，产生剪切力清除内面污渍，以达到清洁的目的。压力水枪一般配备 8 个专用的清洗喷头来满足各种管腔内部的清洗。不同的喷嘴可以与不同形状及内径结构的管腔相连接，尽力减少水流外溢及压力减损的过程，减少清洗环境中气溶胶的形成，提高清洗效果。压力水枪安装方便、操作简单易行，是一种比较价廉物美的常用清洗工具。

压力气枪是指使用洁净高压气体干燥物品内管腔或外表面的辅助工具，加快干燥的过程。一般配合高压气泵、空气过滤器使用。

一般气压或者水压清洗压力不得超过 0.5MPa（5kgf/cm²，71psig），压力过高会导致被清洗物品损坏。压力水枪和气枪如图 5-2 所示。

压力水枪、气枪的使用注意事项：

（1）检查压力水枪、气枪溢流阀，当发现其老化时就要及时更换配件。

（2）检查压力水枪清洁进水（或进气）过滤器，当排尽清洁进水（或进气）过滤器内的污物后，出水（或出气）压力就能达到相应标准。

（3）检查高压水枪的进水流量是否充足，如果不充足，经过处理后进水流量达到相应标准，高压水枪的出水压力也会满足要求。

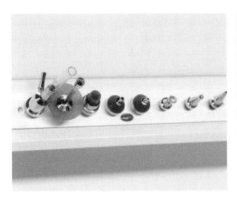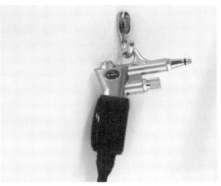

图 5-2 压力水枪及气枪

（4）检查压力水枪高低压水封和进出水单向阀有无泄漏现象，如有问题及时更换这些配件，使问题排除。

（5）检查压力水枪、气枪高压喷嘴是否出现了磨损现象，如发现磨损现象，应该及时更换新的高压喷嘴，使问题排除。

（6）压力水枪及气枪在使用过程中，应避免吹向有人员的方向，以免造成人员脆弱器官组织（如眼球）受伤或气溶胶对人员产生的不利影响。建议在使用压力水（气）枪的水池安装防护罩，以保护操作人员的安全，减少环境中气溶胶的形成。

2. 清洗毛刷 根据《医院消毒供应中心 第 2 部分：清洗消毒及灭菌技术操作规范》（WS 310.2—2016），针对复杂器械和管腔器械，需采用不同类型的清洗毛刷以达到手工清洗效果。

（1）清洗毛刷的分类及用途：常用的清洗毛刷包括：板刷、关节刷及管腔刷等。板刷主要用于常规手术器械表面、咬齿部位的手工刷洗，关节刷适用于复杂器械关节、轴节器械部位的手工处理，如图 5-3 所示。管腔刷适用于管腔器械内表面的去污及清洁处理，如图 5-4 所示。

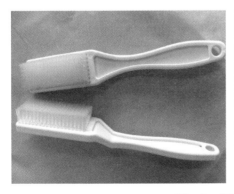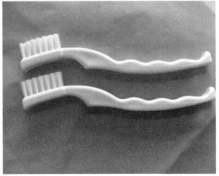

图 5-3 板刷和关节刷

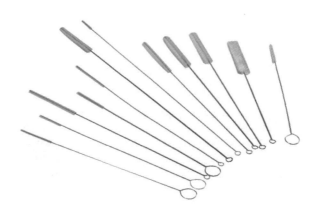

图 5-4　管腔刷

（2）清洗毛刷的质量要求：选择合适的清洗毛刷对清洗效果非常重要，合适的清洗毛刷应具备以下几点要求：

1）刷毛必须具备强度高，耐腐蚀，回复性好的特点，避免在刷洗时出现脱毛，残留到器械表面。

2）不能使用普通的木刷、鞋刷、试管刷来代替，木质的刷柄易吸水受潮，导致细菌和微生物滋生，普通的试管刷刷柄容易生锈，导致刷柄强度下降。

（3）清洗毛刷的选择和使用应关注以下几点：

1）根据清洗器械的材质，应选择不同材质、质地和软硬合适的清洗毛刷，以保证刷洗的效果，又不易造成器械受损。

2）刷洗管腔器械时，清洗刷的直径和长度应与待清洗管腔内径和长度相匹配，保证管腔内部彻底刷洗，切勿"一刷通用"。

3）刷洗时应能在管腔两端见毛刷，过松起不到良好的清洗效果，过紧易损伤管腔内面，成为使用后器械藏污纳垢的地方，易在日后形成生物膜，增加清洗的难度。

4）使用时应使用合适的力量来回拉动毛刷数次，彻底清洁管腔内面或器械结构复杂的位置。

5）刷洗尽可能在水面下操作，防止气溶胶的产生。

6）应关注清洗刷的日常清洁消毒或及时更新，以防清洗刷成为污染源。

7）清洗刷刷洗，结合超声和 / 或气枪可增强清洗效果。

3. **含清洗剂海绵、通条**　适用于专用或特殊器械的使用，如软式内镜或其他配套器械的清洗使用，但使用一次后清洗剂即流失或失效，通常为一次性使用，需考虑成本及性价比。

4. **其他专用清洗工具**　如清洁布、器械撑开器等。

（1）清洁布：用于清洗消毒后物品的擦干，或转运时的垫布，防止过多的水造成清洗区潮湿或积水。可选择低纤维絮的清洁擦布，定期更换，潮湿后应随时更换。防止造成消毒后物品的二次污染。

（2）器械撑开器（鞍马型）：适用于多关节骨科器械的咬合部及关节处同时保持撑开状态，O 型适用于将血管夹，止血夹的持口处保持张开状态，W 型适用于将特殊骨科器械（如枪状咬骨钳、髓核钳）的钳头处保持张开状态，这样能确保在机械清洗的过程中有效去除污垢。

CSSD 清洗过程中，除选用合适的清洗工具和清洗剂外，必须注意使用合适的预处理工具，如清洁湿巾、清洁擦布类产品，及时去除器械表面的肉眼可见污渍，防止器械干涸，有效地降低清洗难度，防止生物膜的产生，提高清洗质量。

（二）清洗媒介

清洗媒介主要包括清洗用水、医用清洗剂和润滑剂。清洗媒介是影响清洗质量的重要因素。

1. 清洗用水

（1）水的基本知识：水作为清洗的主要载体，对器械的清洗效果具有很大的影响：

1）水作为清洁剂或其他处理剂的溶剂。

2）水用来传输机械力和传递热量到待洗物品表层。

3）水有利于水溶性污垢的溶解。

4）水用来对清洁剂溶液和其他处理剂溶液进行冲洗。

水中不适宜成分既会对清洗消毒过程造成不良的影响，也会对器械的外观和材料产生不良的影响，因此必须重视水的种类和质量。

（2）水的类别：CSSD 的常用清洗用水包括常水、热水、软水和经纯化的水。

1）常水：日常生活中通常称为自来水，是指通过自来水处理厂净化、消毒后生产出来的符合相应标准的供人们生活、生产使用的水。生活用水主要通过水厂的取水泵汲取江河湖泊及地下水、地表水，由自来水厂按照《国家生活饮用水相关卫生标准》，经过沉淀、消毒、过滤等工艺流程的处理，最后通过配水站输送到各个用户点。标准中的 106 项指标被分为常规检验项目和非常规检验项目两类，其中，常规检验项目 42 项，各地必须统一检定，非常规检验项目 64 项。常水通常含有多种成分，如矿物质（钙、镁、钠、铁、硫化物、硅石）、有机物（腐殖酸、致热原、藻类、细菌、霉菌）、无机物（淤泥、铁化合物、黏土）。

2）热水：指的是加热至 50 ~ 85℃的常水。在清洗或消毒过程中，需要维持一定温度的水，通常通过电加热或者蒸汽换热来获取。水的加热过程，不改变原来水的性质。用于手术器械的清洗，在一定的温度范围内，温度提高有助于增强清洗剂的去污效果，提高清洗效率。当水温达到 80℃以上时，不同的时间可达到不同的消毒效果。

3）软水：软水指的是用氯化钠将常水中的钙镁离子置换出来后的产物，水中仍留有阴离子成分，降低原水硬度的水。通常用于器械的漂洗。硬度的计算方式：硬度 =（含钙量 mg/L × 2.5+ 含镁量 mg/L × 4.1）见表 5-1。

表 5-1 水质分类方法

水的软硬分类	软水		硬水	
	软水	中软水	中硬水	硬水
硬度	0 ~ 60mg/L	60 ~ 120mg/L	120 ~ 180mg/L	≥ 180mg/L

注：医疗器械清洗用软水，一般采用软水机制取，硬度 ≤ 0.03mmol/L。相当于硬度 ≤ 1.92mg/L。

4）经纯化的水：包括去离子水和蒸馏水，常水经蒸馏法、离子交换法、反渗透法或其他适宜的方法制得的制药用水，不含任何添加剂，纯化水需符合 2015 版中国药典用水及 GMP 认证制药用纯化水设备要求标准。其水质应符合电导率 ≤ 15μS/cm（25℃）。去离子水通常采用纯水处理系统砂滤、碳滤、反渗透膜过滤等过程同时去除阳离子和阴离子，产水速度快，可根据机器容量大小在较短的时间内获得需水量，且制作成本相对低廉。但对微生物及热原的控制比较难，尤其是在 CSSD 为了满足集中用水的供水量时，采用了集水装置时的储存水，容易污染，甚至产生生物膜。蒸馏水是采用蒸馏方法取得的纯水，一般经过蒸馏的层级越高获得的蒸馏水纯度越高，制备的成本越高。经纯化的水一般用于终末漂洗及器械消毒过程。

（3）医疗器械清洗用水的基本要求

1）《医院消毒供应中心 第 1 部分：管理规范》（WS 310.1—2016）中要求：清洗用水，应有冷热自来水、热水、软水、经纯化的水供应，自来水水质应符合规定，终末漂洗用水的电导率 ≤ 15μS/cm（25℃）。

2）《医院消毒供应中心 第 1 部分：管理规范》（WS 310.1—2016）中要求：冲洗、洗涤、漂洗时应使用软水，冲洗阶段水温应 < 45℃，终末漂洗、消毒用水电导率应 ≤ 15μS/cm（25℃）。

自来水只可用于手工清洗冲洗阶段，在机械清洗的任何阶段都不允许使用自来水，因为天然水中含多种物质会导致很多不良的后果，设备用水在除消毒阶段外的其他阶段可用软化水，4 ~ 7ºd（1ºd=0.178mmol/L）。

（4）水质对器械处理质量的影响：器械清洗消毒用水的质量严重影响器械的使用质量和寿命。水中不适宜成分不仅会对清洗消毒过程产生不良的影响，也会对器械的外观和材料产生不良的影响，因此必须在进行卫生设备规划的同时重视水的质量。

自来水中均含有盐类，溶解物的类型和浓度根据水源的不同与纯化方法的不同而有所差别，饮用水依硬度和温度的不同，产生难溶的硬垢层（钙层水垢），如图 5-5 所示。甚至有可能在垢层下产生锈，垢层可以用酸溶解并且可以由酸性清洁剂清除，如果使用此方法，应注意清洁剂生产厂商有关材料相容性的说明。

在使用软化水时，所谓的硬度生成元素可通过钠盐置换出来，但是这样并不能减少水中溶解物的总量，另外，温度和时间可能导致软水碱度大增，特别是在最终漂洗过程中，如果使用软水进行高温消毒时可能会侵害到铝材器械的表层。

水蒸馏过程中，水中成分以一种可见的矿物蒸发残留物的形式残留，特别是溶解在水中的氯化物危害性很大，因为它们在高浓度的情况下会导致不锈钢器械的点状锈蚀。

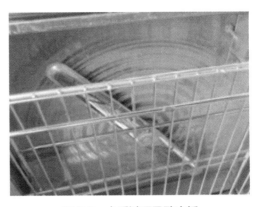

图 5-5　水质过硬导致水垢

一般情况下，氯化物引起点状锈蚀的危险会随着以下因素而升高：①氯含量增加；②温度升高；③ pH 值下降；④较长的反应时间；⑤干燥度不够；⑥由于挥发而产生的残留浓度升高。由氯化物引起的器械点状腐蚀如图 5-6 所示。

为了防止氯化物浓度的升高，并且借此防止点状锈蚀的发生，所以使用完全纯化水来进行最终漂洗。

其他水中成分即使浓度很低，也会造成器械的颜色改变，如变为棕色、蓝色、灰黑色或七彩色（图 5-7）。这种变色可能是由于水中的硅酸盐 / 硅酸或者含铁、铜、镁等的化合物引起，一般情况下，并不会造成锈蚀，而仅是很薄的沉积残留物。

除了自然溶解物以外，在水中有时还存有铁锈，它们几乎完全是来自于锈蚀的自来水管道系统。在清洗消毒中，这些铁锈附着在器械表层而产生锈斑（外来锈）并继续生锈。

水质的选择必须按照相关的标准规范进行选择，这样不仅可预防氯化物造成生锈，而且还可以使器械表层无斑迹变色，稳定阳极氧化铝表层，保证清洗物品的清洗质量。

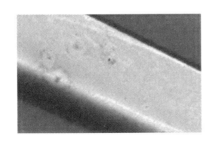

图 5-6　由氯化物引起的器械点状腐蚀

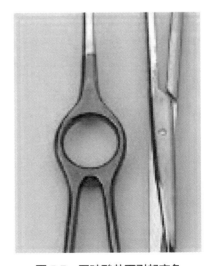

图 5-7　因硅酸盐而引起变色

2. 医用清洗剂、除锈除垢剂、医用润滑剂

（1）医用清洗剂 是指用于医疗器械清洁去污的产品，主要成分包括碱、酶、磷酸盐、表面活性剂、络合物和螯合剂、泡沫控制剂、除锈剂类等。主要作用过程包括溶解、皂化、湿润、乳化、分解等。WS 310—2016 中 9.1 条款规定，医用清洗剂应符合国家相关标准和规定。根据器械的材质、污染物种类的不同，选择适宜的医用清洗剂有助于提高器械物品的清洗效果，使用时应遵循生产厂家的产品说明书。常用的医用清洗剂主要包括以下几种：

1）碱性清洗剂：对各种有机物有较好的溶解和去除作用，温度和浓度增加能增强清洗效果（图 5-8，图 5-9），对常见的血液、黏液及微生物污染物亦能达到良好的清洗效果，但对铝制材质的器械、物品仍具有较强的腐蚀作用。尤其在长时间浸泡之后。碱性清洗剂含有一定的皂化成分，使用时如不慎洒落光洁的地面易滑，应注意加强防滑措施。pH > 7.5，碱性清洗剂可分为强碱性与弱碱性，通常使用 pH 8.0 ~ 11 的碱性清洗剂。pH > 11 的碱性清洗剂对铝、锌、锡、黄铜等制成的器械有一定的腐蚀性，目前较少使用。弱碱性清洗剂是常用的一种清洗剂，应对各种有机物有较好的去除能力，对金属物品腐蚀性小，不会加快返锈的现象。主要成分为碱、络合剂、防锈剂等。

2）中性清洗剂：pH 6.5 ~ 7.5，适用于大部分的器械使用，尤其是对 pH 有较高要求的精密特殊材质器械。其中含酶清洗剂一般为中性清洗剂，对金属无腐蚀，有较好地去除有机污染物的作用。

3）酸性清洗剂：pH < 6.5，主要成分含有磷酸盐、柠檬酸或草酸等，对附着于器械表面的无机固体粒子如：铁、铬、钴等有较好的溶解去除作用，酸性清洗剂还可用于除锈及除垢。可去除金属物品表面及清洗消毒器内腔的金属着色。对金属物品的腐蚀性小。

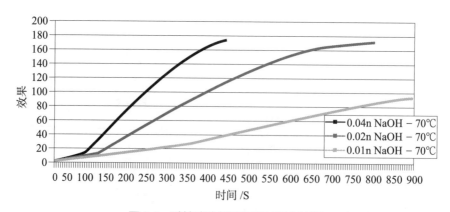

图 5-8　碱性清洗剂的浓度对蛋白溶解

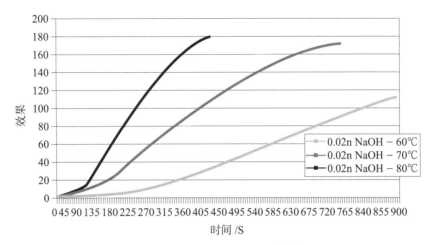

图 5-9　碱性清洗剂温度对蛋白溶解

4）酶清洗剂：含酶的清洗剂，是含有生物催化剂的清洗剂，根据添加酶的种类，可将酶清洗剂分为单酶或多酶清洗剂。多酶清洗剂通常含 4 种或以上的酶，如：蛋白酶、脂肪酶、淀粉酶和纤维素酶等。能在温和的条件下加快化学反应，使污染器械中的蛋白质、血液、体液等有机污染物转化分解，从而达到去污和提高清洁的效果。在国内目前使用最多。但需要注意的是酶清洗剂只是清洗剂中加入了酶，含酶清洗剂的兼容性和清洗效果关键还取决于该清洗剂的核心成分——表面活性剂。影响酶作用的主要因素有：pH、温度及污染的严重程度。pH 对大多数酶的活性是有影响的，可使酶的催化反应发生显著的变化。温度对酶的活性也会产生较大的影响，一般来说，在一定的温度范围内，温度越高酶活性越高。因而，适当的提高清洗液的温度有助于提高清洗效果，但当温度高于 60 ~ 65℃，酶将逐渐失去活性，反而使催化效率和清洗能力下降。因此，根据酶清洗剂的产品说明书，正确设置清洗消毒器的洗涤温度对于清洗效果将产生一定的影响。另外，当污染严重时，对酶清洁剂的需求量增加，需要适当提高酶液的配比浓度才能达到相应的清洁效果。以上影响因素，在使用时需要加以关注。

5）其他专用清洗剂：除上述分类外，还有特殊用途的清洗剂，如去除生物膜的专用清洗剂，是一种对生物膜有特殊去除效果的一种清洗剂，其过程为：当此类清洗剂与生物膜接触时，生物膜表层胞外基质（EPS）开始膨胀破坏，清洗剂渗透于膨胀的生物膜内部，开始切断其 DNA 链，使已经开始破碎的生物膜进一步遭到破坏，而生物膜内的细菌也开始灭绝，一个个变小的细菌薄膜可渗入清洗剂中的抑菌剂，消灭释放到外部的细菌。清洗剂中的抑菌剂可防止剥离后的细菌薄膜细片与外部的细菌二次感染及着床，需注意的是去除生物膜专用清洗剂相对去除普通污染物的效果并不好，不能替代普通清洗剂。近年来，越来越多关注生物膜去除的研发已经有既能对生物膜又能对普通污染物有很好的去除作用的清洗剂，为临床的选用提供了更多的选择。

（2）除锈除垢剂及润滑剂：器械生锈主要是氧气将单价铁氧化成二价铁，进一步氧化成三价铁，国内器械生锈现象普遍原因与手术器械的材质相关，更与未能将有机物污染彻底清除相关，有机物的存留和锈斑的附着直接导致消毒灭菌失败，增加交叉感染的风险。所以，一旦发现器械生锈，需要及时评估锈蚀的严重程度，如只是少量的表面锈蚀，可尝试采用除锈除垢剂，一旦锈蚀严重，已经发展成小孔状、片状或大的空洞等，则器械需要报损，尽快与其他正常的器械区分开来，以免锈蚀的传播。

1）除锈除垢剂：除锈剂主要成分为磷酸，为温和弱酸性，属于医疗级的除锈剂。除锈快速、安全，针对锈（氧化物）产生反应，以氧化还原的原理除锈。可快速去除金属器械表面的锈迹、腐蚀点或金属着色，但对于器械表面保护层已损坏或脱落的金属器械，不仅不能除锈，反而可加速锈蚀现象，务必加强关注。除垢剂为弱酸性。主要适用于处理不锈钢手术器械及医疗设备（如清洗消毒器、灭菌器）腔体。

2）医用润滑剂：pH 中性，应为水溶性，与人体组织有较好的相容性。能够在器械上形成保护层或憎水层，以减少器械表面的渗水性和吸水性，同时不会破坏金属材质的表面透气性，防止器械锈蚀的同时，又不会影响灭菌介质的穿透性和器械的机械性能。主要成分为医用白油、乳化剂，为了保养不锈钢关节类器械，在消毒阶段应加入器械润滑剂加以润滑、保护。带关节或带轴承的特殊器械，必要时，需要使用专用的润滑油（部分为油性）对关节或轴承部分手动进行清洁和／或保养，以维护器械功能状态。应注意橡胶、塑料和乳胶类成分器械遇润滑剂或油类物质会快速老化，所以此类器械应避免选择带润滑剂的程序，如：麻醉器具、呼吸机管路、硬质容器盒底的硅胶垫等。

（3）实际应用

1）分类及用途：医用清洗剂分为碱性清洗剂、中性清洗剂、酸性清洗剂和酶清洗剂。这些清洗剂主要用于去除医疗器械表面的血液、脂肪、体液等有机污染物；酸性清洗剂主要用于去除医疗器械表面的铁锈、水垢等无机污染物；医用润滑剂主要用于金属手术器械关节、转轴的润滑以及表面的保养防锈；特殊污垢去除剂通常为碱性或者酸性，用于去除医疗器械表面的特殊污染物，如黄褐色瘢痕、防锈矿物油、凡士林、液状石蜡等。

2）性能及要求：

①酶清洗剂、碱性清洗剂、中性清洗剂的要求：能够快速彻底地去除各类有机污垢，如蛋白质、脂肪等；对器械材质无腐蚀；对操作人员无刺激和伤害；无泡或低泡，不影响全自动清洗消毒器的正常运转，易漂洗，无残留；稳定性合格，高低温稳定性合格，有效期内清洗效果有效成分降低 ≤ 10%，或实际清洗效果无下降。

②酸性清洗剂的要求：能够快速去除无机固体粒子，如铁锈、水垢等；对器械材质无腐蚀性或轻微腐蚀；对操作人员无刺激性和伤害；易漂洗，无残留；稳定性合格，高低温稳定性合格；有效期内清洗效果有效成分降低 ≤ 10%，或实际污垢去除效果无下降。

③润滑剂的要求：水溶性，无分层或沉淀的问题；对器械关节、转轴有效润滑；对器械防锈效果合格，能够有效防止不锈钢器械生锈；低泡或无泡，不影响全自动清洗消毒器的正常运转；稳定性合格，高低温稳定性合格，有效期内产品无分层、沉淀问题，无细菌滋生问题；器械使用润滑剂后，表面无白斑，无油斑或少量油斑。

④特殊用途清洗剂的要求：能够快速去除各类黄褐色瘢痕、矿物油、凡士林、液状石蜡等；对器械材质无腐蚀性；对操作人员无刺激性和伤害；易漂洗，无残留；稳定性合格，高低温稳定性合格，有效期内清洗效果有效成分降低≤10%，或实际污垢去除效果无下降。

以上医用清洗剂、除锈除垢剂及润滑剂的正确选择是清洗过程中的重要环节之一，使用前应详细了解各类清洗剂的产品说明书，了解适用范围、使用注意事项，操作人员的职业防护要求及职业暴露时的紧急处理方法等。完善操作人员的培训。同时，无论使用何种医用清洗剂，应考虑与人体的生物相容性及清洗液的生物降解性能，均应尽可能地做到漂洗彻底，防止在清洗器械的表面残留，内眼手术器械、植入型手术器械清洗时尤其需要高度关注。

四、清洗原理的应用

诊疗器械、器具及物品的清洗方法包括机械清洗、手工清洗。两类清洗方式适用范围不同，一般根据器械的不同材质、不同污染物、不同污染程度、不同的污染间隔时间等选择不同的清洗方法或多种方法结合使用。手工清洗方法是通过水流冲洗、刷子刷洗、擦洗和压力水枪冲洗等方式清洗去污。机械清洗方法是通过清洗设备的机械作用产生一定压力的水流，或者利用超声波产生的空化作用进行清洗。

（一）手工清洗

手工清洗方法使用于精密、复杂器械的清洗和有机物污染较重器械的初步处理，如一些软式内镜、电源类等器械，还可以用于转运车、转运箱、清洗篮筐等物品的清洗。手工清洗时应根据污物的性质及器械材料选用合适的清洗剂，清洗剂的使用方法应根据厂家说明书进行操作。清洗剂使用时应采用合适的温度及保持足够的浸泡时间，以充分软化、溶解污物，同时刷洗或擦洗时应使用一定的摩擦力，达到最佳清洗效果。

（二）机械清洗

机械清洗是指利用清洗设备完成清洗去污的方法。机械清洗具有自动化、程序化、标准化和清洗效率高等优点，适用于大部分常规器械的清洗。受设备本身自动化程度和功能的影响，不同类型的清洗设备在操作方式和程序上有较大区别。自动化程度高的设备在完成预清洗、洗涤、漂洗、终末漂洗、消毒、干燥等处理时，一般不需要人工辅助。

1. **喷淋式全自动清洗消毒器清洗** 喷淋式全自动清洗消毒器是指以清洗用水为工作介质，通过大流量的循环泵，使清洗舱内的水在清洗管路中循环，并通过旋转喷臂将水均匀地喷射到被清洗物品上。此外，清洗消毒器可将清洗用水自动加热，对清洗物品进行湿热消毒，最后通过干燥系统进行干燥。

程序包括：预清洗→洗涤→漂洗→终末漂洗、消毒→热风干燥。

各类器械、器具、物品清洗程序的设定应遵循生产厂家的使用说明或指导手册。应根据器械物品清洗的不同阶段设定合适的温度和时间。如：预处理阶段温度不得超过45℃，防止器械上残留的蛋白质等污物凝固，增加清洗的难度。洗涤阶段设定的时间和温度应满足清洗剂使用的要求，防止温度过低达不到最佳清洗效果，温度过高造成酶清洗剂失活影响清洗效果等。清洗过程中需要保持一定的水压、机械冲力，同时要保持清洗机喷淋臂的各个出水口通畅无堵塞，旋转正常。清洗机实际运行的温度、时间和压力等超出设定值时，机器应能识别并报警提醒。

2. 超声波清洗器清洗 是利用超声波在液体中的空化作用、加速度作用及直进流作用对液体和污物直接、间接的作用，使污物层被分散、乳化、剥离而达到清洗目的。目前所用的超声波清洗机中，空化作用和直进流作用应用得较多。

程序包括：手工预洗→超声清洗→冲洗→漂洗→机械干燥。

3. 减压沸腾式清洗机 减压沸腾式清洗机利用低压沸腾技术，在清洗过程中对清洗液进行加热，抽出空气对槽内减压使得清洗液沸点降低瞬间形成爆破式沸腾效果，可以有效地将管腔类器械内部的污渍抽出、器械连接处的残留污物有效去除。

程序包括：预洗涤→洗涤→沸腾→漂洗→机械干燥。

五、清洗效果影响因素及评价

（一）清洗效果的影响因素

1. 人为因素 清洗效果与清洗工作人员关系密切。需要清洗人员懂技术、有责任心、身体健康。清洗是技术含量要求较高工作，由于医院需要清洗的物品种类多、数量大，经常还要有一些特殊的医疗器械需要清洗，这就需要清洗人员除懂得清洗机、清洗剂及其操作知识外，还要懂得医疗器械的有关知识。

清洗效果缺少迅速、客观地量化评价指标，还有一些复杂器械用肉眼观察不到所有部位。因此，如果清洗人员没有强烈的责任意识，很容易出现清洗效果不达标的问题。同时，清洗也是一项很耗体力的操作，需要清洗人员有耐力和有良好的身体素质。

2. 清洗设备因素 清洗效果与使用的清洗设备关系密切。对于自动清洗机，医疗器械的清洗效果与清洗局部的冲洗时间、用水量、水温和水压有关。这就需要清洗机能提供全方位、持续均匀的冲洗，保证所有部位均能被水持续冲洗到。清洗机设定有不同的清洗程序，有些清洗机还可以人为调整冲洗时间、用水量、水温和水压。这就需要关注每一道清洗程序，确保所使用的清洗程序对清洁对象有效。清洗机在使用一段时间后可能会出现管路堵塞的问题，需要观察各个管路水的流量，确保其达到设定的要求。温度测控装置也可能变得不灵敏，而水温是影响清洗效果的主要因素之一，也需要对其定期检测。当然，采用清洗效果检测指示物评价清洗程序的有效性也可能收到一定的效果。

此外自动清洗机的消毒程序及辅助功能性的损坏也会影响清洗效果。

3. **清洗剂性能**　《医院消毒供应中心　第2部分：清洗消毒及灭菌技术操作规范》（WS 310.2—2016）中将清洗剂定义为医用清洗剂，而评判医用清洗剂的效果需要在一定浓度、温度和作用时间下观察是否有利于达到清洗效果。不同清洗剂有不同使用对象，应根据清洗对象选择清洗剂，使其在达到清洗效果的同时，又避免对人体、环境和清洗对象的危害。

4. **清洗用水**　清洗效果与水质、水温、水量关系密切。清洗用水水质主要由水中的离子决定。水中离子浓度高，水硬度过高，这些离子可在器械表面析出结晶、形成斑点，影响器械的使用寿命，也影响后续消毒灭菌因子的穿透效果，还会影响清洗设备的正常使用。特别是采用自动清洗机时水质要求应明显高于手工清洗。自动清洗机一般都有加温程序，而加温加速了水中氧的逸出，原来溶于水的氧化钙生成了溶解度很低的碳酸钙。清洗用水如果被微生物、致热原污染，则可能不仅起不到清洗作用，还可能因此污染医疗器械。应根据实际清洗情况选择合适的水量，水量过多会产生水浪费，水量过少则达不到清洗效果。

5. **清洗对象**　清洗对象的特性，如形状、大小、结构复杂程度、材质等因素都会影响清洗效果，清洗对象的污染状况，如污染物的种类、多少、干燥情况也会影响清洗效果，清洗对象污染时间的长短也可能是影响清洗效果的因素。

6. **清洗方法**　清洗方法需要综合考虑上述影响因素，确定是人工清洗还是机械清洗，如果选择机械清洗，需要正确选择清洗机的清洗程序和所用清洗剂等。人工清洗也需要注意清洗用水和清洗剂的选择。

（二）清洗效果的评价

根据《医院消毒供应中心　第3部分：清洗消毒及灭菌效果监测标准》（WS 310.3—2016）中清洗质量的监测要求，监测类型包括两部分：器械、器具和物品清洗质量的监测；清洗消毒器及其质量的监测。

1. **器械、器具和物品清洗质量的评价**　主要包括日常监测、定期抽查和清洗效果评价三类监测措施。

（1）日常监测：在检查包装时进行，应目测和/或借助带光源放大镜检查。清洗后的器械表面及其关节、齿牙应光洁，无血渍、污渍、水垢等残留物质和锈斑。

（2）定期抽查：每月应至少随机抽查3～5个待灭菌包内全部物品的清洗质量，检查的内容同日常监测，并记录监测结果。

（3）清洗效果评价：可定期采用定量检测的方法，对诊疗器械、器具和物品的清洗效果进行评价。目前主要的定量检测手段可检测血液及有机污染物和检测微生物，包括：潜血试验，双缩脲，水合茚三酮，OPA，细菌培养计数，ATP 生物荧光。

1）潜血试验：是利用血红蛋白中的含铁血红素类过氧化物酶的活性的特点，在酸与过氧化氢的作用下，与血红蛋白作用，产生变色反应，来检查器械上是否残留血迹。具有操作方法简便、及时观察判断（30～60秒）的优点，可以检测出器械残留 0.1 微克的血迹。但测试结果易受消毒剂（如戊二醛，含氯制剂）等干扰因素影响，而残留蛋白质法远较残留血法科学。国外很少采用该测试方法来评价医疗器械的清洗效果。潜血试验的主要监测耗材潜血测试纸，残留蛋白检测常用的是血红蛋白检测剂，见图 5-10 和图 5-11。

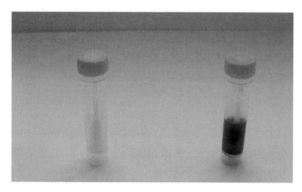

图 5-10　血红蛋白检测剂

（左侧为阴性结果，右侧为阳性结果）

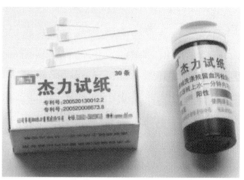

图 5-11　潜血测试纸

（黄色试纸条变为蓝色或绿色）

2）双缩脲：可检测残留蛋白质，是目前比较常用的测试方法之一。在碱性环境中 Cu^{2+} 与蛋白质分子中的肽键发生络合反应，能特异性结合，形成稳定的、呈紫色的复合物，颜色深浅与蛋白质的含量有关。该方法具有特异、敏感、使用方便，不受器械处理方式的干扰，如消毒剂、高温等条件干扰的优势。但监测成本较高，不适合日常检测。目前主要的检测产品为蛋白质检测物（图 5-12）。

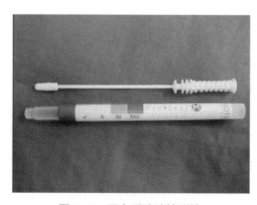

图 5-12　蛋白质清洗检测棒

3）水合茚三酮：能与蛋白质以及氨基酸发生反应，生成紫红色的物质。并且颜色随着蛋白质浓度的提高而加深。该方法与双缩脲法具有相同的优势，但产品使用时需要加温培养，目前市场上未有相应的成熟产品。

4）OPA：是一种确定蛋白质中游离态原始氨基酸群的量化方法。在 OPA 法中存在 N，N- 二甲基 -2- 巯基 - 氯化铵、α- 和 β- 氨基群时，将会形成稳定的荧光色烷硫基 -2- 烷基异吲哚，使用分光光度法在 340nm 处进行检测，根据吸光度值可得出蛋白质残留量。其优点主要是灵敏度高，能够定量测出蛋白质残留量，但操作复杂，需要大量仪器、设备，只适合实验室研究，不适合医院实际操作。

5）细菌培养计数：通过对清洗后的器械进行细菌采集培养，以此来测试器械表面的生物负载量。该方法能够比较准确地反映清洗效果和污染的程度。但仅能测试出细菌污染的水平，不能代表各种有机物的污染程度。另外，操作复杂，周期长，用于实验室技术较多，不适合常规检测。

6）ATP 生物荧光法：ATP 三磷酸腺苷检测含高能磷酸键的有机化合物，存在于所有活的生物细胞中。测试涂抹棒和灌洗液中的 ATP 接触到荧光素酶后，就会发生反应产生光，物体表面残留的食物和微生物越多，ATP 也就越多，发出的荧光也就越强，采用荧光光度计，可记录这种光的强度。ATP 法测试时需添置专门设备，需要细胞存在（真核细胞或原核细胞），如仅有蛋白质或碳水化合物存在，无法检出 ATP。ATP 荧光法专门用于测试金黄色葡萄球菌和大肠埃希菌。该方法是现存最合理、最准确的测试方法，但监测成本偏高，ATP 法目前主要用于环境清洁程度和内镜清洁和器械清洗效果的评价。ATP 生物荧光检测仪如图 5-13 所示。

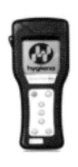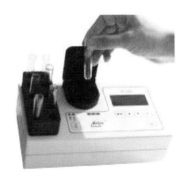

图 5-13　手持式和台式 ATP 生物荧光检测仪

2. 清洗消毒器及其质量的监测　主要包括日常监测、定期监测两类监测措施。

（1）日常监测：应每批次监测清洗消毒器的物理参数及运转情况，并记录。

（2）定期监测：可每年采用清洗效果测试指示物（图 5-14）进行监测。当清洗物品或清洗程序发生改变时，也可采用清洗效果测试指示物进行清洗效果的监测。清洗效果测试指示物由人造模拟污垢、载体、抗力装置组成。按照 ISO 15883-5 的要求，人造模拟污垢由蛋白质、脂肪类及碳水化合物构成，模拟了人的血液、组织

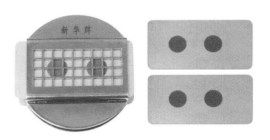

图 5-14　清洗效果测试指示物

物等物质；载体材质主要有塑料或不锈钢；抗力装置模拟器械关节部位以及器械互相叠压的情况，使清洗难度加大。

清洗效果测试物使用时，与器械一同在清洗消毒器中进行清洗，清洗完毕后取出指示物观察载体表面的人造污垢是否被彻底清洗去除。需要注意，清洗效果监测卡对于温度非常敏感，因此都需要在低温条件下保存，储存温度为 4～20℃。

（3）湿热消毒时，消毒效果的监测：可通过机器的物理运行参数，了解湿热消毒的大致 A_0 值，或通过机器自带的检测结果得到 A_0 值，现阶段也有部分厂家研发出了一些可通过指示剂变色的化学方法检测了解 A_0 值是否达到相应的范围。

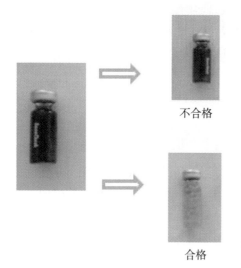

不合格

合格

图 5-15 超声能量瓶判断清洗效果

3. 超声波清洗器清洗效果的判定

（1）感官判定：

目测：新水在超声阶段一定会有大量的气泡往外冒。

听觉：新水初始阶段，超声波噪声很小，待水中空气排出之后会有吱吱的噪声。

触觉：把手放到超声水槽内，会感觉到大量小气泡爆炸的爆破力，手接触超声水槽面会感觉到震动。

（2）超声波能量瓶判定：超声后浅蓝色变成金黄色，就证明超声清洗能力是合格的，用时越短，超声波清洗能力越强。如图 5-15 所示。

第二节　消毒

一、消毒的概念与目的

消毒是指杀灭或清除传播媒介上病原微生物，使其达到无害化的处理。CSSD 消毒的主要目的是保证清洗消毒后直接使用的器械物品能安全用于病人、保证待灭菌物品包装区员工的操作安全、以及工作环境的安全等。

二、消毒的基本原理

（一）湿热消毒

1. **湿热消毒的作用原理** 是利用湿热使菌体蛋白质变性、凝固、从而使微生物死亡。是耐高温、耐湿器械、器具和物品的首选消毒方法。

2. **湿热消毒的特点** 在相同的温度下，湿热消毒的效果好于干热消毒。湿热时菌体细胞吸收水分，蛋白质含水量比干热大，蛋白质更容易凝固变性，所需要的温度就会降低。另外，湿热灭菌穿透力比干热大，同时湿热消毒时的热蒸汽存在潜热。EN DIN ISO 15883-1 附录 A 中，A_0 值是湿热处理对微生物致死效果的衡量尺码。

对湿热消毒 A_0 值的概念最早是 1996 年 9 月 David Hurrell 在都柏林的 CEN/TC102 WG8 会议上首次提出的。A_0 值指灭活某生物体时，在 80℃，特定的 Z 值下需要的时间，以秒计。A_0 值是在指定温度为 80℃条件下和 Z 值取 10℃的情况下采用，杀死或灭活特定微生物群所需要的时间（秒）。

A_0 值为 60，主要处理那些与完整皮肤接触，一般不太可能带有大量耐热致病菌的物品所能接受的最小值。这里要强调它们比较低的生物负荷和不带有可引起严重疾病的耐热微生物，如用于消毒需复用耐热的便盆、尿壶等低危物品；A_0 值规定为 600，对应 80℃，10min，或 90℃，1min，可以杀灭所有细菌繁殖体，真菌孢子和一些不耐热的病毒；A_0 值为 3 000，对应 80℃，50min 或 90℃，5min；可以起到灭活乙肝病毒 HBV 的杀灭效果。

（二）化学消毒

1. 化学消毒的作用原理是使用化学消毒剂，根据消毒因子的适当浓度、强度和作用时间使菌体蛋白凝固变性，失去活性，抑制细菌的代谢和生长，或破坏细菌细胞膜的结构，改变其通透性，使细胞破裂、溶解，从而达到消毒灭菌的作用。主要适用于不耐热耐湿器械、器具和物品的消毒，或医院没有湿热消毒设施时的备选方法。

2. **化学消毒的特点** 化学消毒剂的消毒效果会受消毒剂的浓度、强度、温度和作用时间以及器械物品的污染程度产生影响，不同的消毒剂可能会对不同材质的器械物品产生腐蚀、氧化反应等不良影响。同时使用不当、意外暴露或防护不到位会对操作人员造成职业伤害，使用时必须加以关注。

三、消毒技术在 CSSD 中的应用

消毒技术在消毒供应中心常用于复用器械物品的消毒处理，包括物理消毒方法和化学消毒方法，污染器械清洗后的高水平消毒处理，以及环境物体表面的消毒处理和手卫生的消毒方法。

四、消毒供应中心常用消毒方法

1. 物理消毒方法

（1）湿热消毒：湿热消毒是利用湿热使菌体蛋白质变性或凝固，酶失去活性，代谢发生障碍，致使细胞死亡。此外，湿热消毒采用高温蒸汽作为消毒介质，具有安全、无毒性残留、环保等优点。因此《医院消毒供应中心　第2部分：清洗消毒及灭菌技术操作规范》（WS 310.2）4.4条规定湿热、耐热的器械、器具和物品，应首选热力消毒或灭菌。

（2）常见的湿热方法

1）依靠自动清洗消毒器的消毒功能，利用热水进行喷淋消毒，在保持一定温度和时间的条件下实现器械消毒。WS 310.2《医院消毒供应中心　第2部分：清洗消毒及灭菌技术操作规范》5.4.3条规定采用湿热消毒的温度和时间应符合要求（表5-2）。消毒后直接使用的诊疗器械、器具和物品，湿热消毒温度应 ≥ 90 ℃，时间 ≥ 5分钟，或 A_0 值 ≥ 3 000；消毒后继续灭菌处理的，其湿热消毒温度应 ≥ 90 ℃，时间 ≥ 1分钟，或 A_0 值 ≥ 600。

2）煮沸消毒器：利用电加热纯化水（或蒸馏水）沸腾后，将清洗后的器械浸泡于热水中消毒。常用于奶瓶等不宜与复用医疗器械合并消毒的玻璃器皿。

2. 化学消毒剂消毒

（1）化学消毒是指用化学消毒药物作用于微生物和病原体，使其蛋白质变性，失去正常功能而死亡。《医院消毒供应中心　第2部分：清洗消毒及灭菌技术操作规范》（WS 310.2）5.4.1推荐的对于清洗后的器械、器具和物品除首选湿热消毒以外可以选用75%乙醇和酸性氧化电位水或其他消毒剂进行消毒。此外，对于供应室环境消毒按照《医疗机构消毒技术规范》（WS/T 367—2012）要求可选用含氯或双链季铵盐消毒剂进行消毒。

（2）常见消毒方法：

1）乙醇消毒：

复用医疗器械、器具、物品的中、低水平消毒：按要求清洗、干燥后，取消毒剂原液进行擦拭或浸泡消毒，作用3分钟。

复用医疗器械清洗后灭菌前的消毒：取消毒剂原液进行擦拭或浸泡消毒，作用3分钟。

手卫生消毒：手上无肉眼可见污染物时，取适量消毒剂原液进行擦拭或揉搓至手部干燥。

2）酸性氧化电位水：适用于手工清洗后灭菌前的不锈钢和其他非金属材质器械、器具和物品的消毒。主要有效成分指标要求同时满足有效氯含量60mg/L ± 10mg/L、pH 2.0 ~ 3.0、氧化还原电位（ORP）≥ 1 100mV、残留氯离子 < 1 000mg/L。

手工清洗后的待消毒物品，使用酸性电氧化水流动冲洗或浸泡消毒2分钟，净水冲洗30秒，再干燥。

3）含氯消毒剂：适用于 CSSD 环境物体表面消毒及对朊毒体、气性坏疽、突发原因不明的传染病病原体污染的医疗器具的先消毒、再清洗程序。

根据新产品有效氯含量，按稀释比例，用蒸馏水稀释成所需浓度。

对于医疗器械，将待消毒的物品浸没于装有含氯消毒剂溶液的容器中，加盖。对细菌繁殖体污染物品的消毒，用含有效氯 500mg/L 的消毒液浸泡 > 10 分钟，对经血传播病原体、分枝杆菌和细菌芽孢污染物品的消毒，用含有效氯 2 000 ~ 5 000mg/L 的消毒液浸泡 > 30 分钟。

对于环境物体表面可采用地面消毒，用含有效氯 500 ~ 700mg/L 的消毒液擦拭，作用 30 分钟。物体表面消毒方法同地面。

因溶液不稳定，应现配现用；消毒液应保存在密闭容器中，放置在阴凉、干燥、避光处；因含氯消毒剂具有腐蚀性和漂白作用，不适用于金属、有色织物及油漆家具的消毒。

五、湿热消毒原理的应用

（一）全自动清洗消毒器

通过全自动清洗消毒器消毒程序的设置，完成对器械物品清洗及消毒过程。清洗消毒器在消毒过程中温度和时间的设定，决定着被清洗消毒器械物品所达到的消毒水平。消毒后直接使用的诊疗器械、器具和物品，湿热消毒温度应 ≥ 90℃，时间 ≥ 5 分钟，或 A_0 值 ≥ 3 000；消毒后继续灭菌处理的，其湿热消毒温度应 ≥ 90℃，时间 ≥ 1 分钟，或 A_0 值 ≥ 600。湿热消毒的温度和时间应根据被消毒器械物品对温度的敏感性，适当调整。具体温度和时间的设定见表 5-2。

表 5-2　湿热消毒的温度与时间

湿热消毒方法	温度 /℃	最短消毒时间
消毒后直接使用	93	2.5
	90	5
消毒后继续灭菌处理	90	1
	80	10
	75	30
	70	100

（二）加热水槽消毒法

采用加热水槽进行消毒是湿热消毒中最简单易行的方法，是通过水槽内热水的传导作用，将热能作用于微生物，起到杀灭微生物的作用。这种方法经常用于无全自动清洗消毒机设备或手工清洗后器械、物品的消毒。具体湿热消毒所需要的温度与时间同表5-2。需要注意的是，采用该方法进行器械物品的消毒时，应将待消毒的器械物品放入加热水槽，温度到达所设定的温度时，方可开始计时，消毒过程中不得加入物品，否则应重新计时。同时，热水应完全浸没消毒的器械物品。操作时应做好防烫保护，以免引起人员伤害。

（三）软式内镜清洗消毒机

软式内镜一般不耐受高温，因此无法耐受湿热消毒。如采用软式内镜清洗消毒机进行清洗消毒，一般机器会在清洗程序结束后，按机器预先设定的程序自动泵入一定量化学的消毒剂，与该过程泵入清洗用水的量自动稀释成该化学消毒剂的有效浓度和时间进行消毒。消毒过程结束后，再泵入清洗用水完成漂洗和终末漂洗。

六、消毒影响因素及评价

（一）消毒的影响因素

1. **微生物的种类**　各类微生物对热敏感性不同。对不同的化学消毒剂的耐受性不同。

2. **温度和时间**　温度表示热能的水平，时间是该热能水平时的作用时间，是决定湿热消毒能否达到预期要求的最主要的二大影响因素。通常情况下，温度越高，所需的时间越短。同等时间里，温度越高，消毒效果越好。

3. **化学消毒剂的强度、浓度和作用时间**　不同的化学消毒剂杀灭微生物的水平不同，有效作用浓度不同，所需的作用时间亦有不同，使用时应严格遵循生产厂家的使用说明书。

4. **待消毒器械物品的清洁度**　待消毒器械物品表面如混有血清、蛋白质、糖或无机物，对热或化学消毒剂的抵抗力均会增加。尽可能减少待消毒器械物品表面的污物残留，才能取得预期满意的消毒效果。否则，需要提高温度、延长时间或提高消毒剂的浓度等，以免影响消毒效果。

（二）消毒效果的评价

1. **湿热消毒的效果监测**　应监测、记录每次消毒的温度和时间或 A_0 值。应每年检测清洗消毒器的温度、时间等主要性能参数。

2. **化学消毒效果监测**　应根据化学消毒剂的种类特点，定期监测消毒剂的浓度、消毒时间和消毒时的温度等，并记录，结果应符合消毒剂的生产厂家说明书的要求。

3. **器械物品消毒效果的监测**　消毒后直接使用的物品，根据 WS310.3 的要求，应每季度检测 3~5 件具有代表性的物品，按照《医院消毒卫生标准》（GB 15982—2012）方法进行细菌菌落计数。

第六章

包装基础知识

学习目的

通过本章学习对包装的概念、目的和通用要求有更进一步的认识。

学习要点

掌握不同包装材料的质量要求，包装材料的正确选择及包装过程质量控制。

本章概述

本章介绍包装的概念，医院常用包装材料的质量要求，如何正确选择及包装过程质量控制。

第一节 最终灭菌医疗器械包装的概念与目的

一、最终灭菌医疗器械包装的基本概念

包装是医疗器械及物品在复用处置过程中，为保护无菌物品、方便储运和临床使用，依据不同情况而采用的包装容器、包装材料、器械保护辅助物及所进行操作的总称。

（一）无菌屏障

无菌屏障分为无菌屏障系统和预成型无菌屏障系统。

1. **无菌屏障系统** 包括使用包装材料经过闭合方式的包装操作形成的包和使用预成型无菌包装材料通过密封包装操作形成的包，是防止微生物进入并能使产品在使用地点无菌使用的最小包装。无菌屏障系统应具有抵抗微生物、尘粒和水的作用并能够提供储存安全期，可以无菌移动，对器械有保护作用，避免器械在搬运过程中损坏。建立无菌屏障系统的要素包括包装材料和包装技术。最终灭菌医疗器械包装，即无菌屏障系统，是最终灭菌医疗器械安全性的基本保证。管理机构应将无菌屏障系统视为是医疗器械的一个附件或一个组件，充分意识到无菌屏障系统的重要特性所在。

2. **预成型无菌屏障系统** 包括纸塑袋、纸袋等各种袋子和硬质容器。是指以完成部分装配供装入和最终闭合或密封的无菌屏障系统。

3. **微生物屏障** 无菌屏障系统在规定条件下防止微生物进入的能力。

（二）保护性包装

保护性包装至少涉及以下几个相关的概念

1. **包装材料** 是指任何用于制造或密封包装系统的材料。

2. **最终包装** 产品装入其中后灭菌的初包装系统（不包括隔板纸箱和运输容器）可使其内装物在规定的时间内保持在预期水平上。初包装：封装一件医疗器械、形成微生物屏障的密封的或闭合的包装系统。即一个最小单元的无菌屏障系统。

3. **保护性包装** 为防止无菌屏障系统和其内装物从装配直到最终使用的时间段内受到损坏的材料结构。

4. **最终灭菌**是指医疗器械在其无菌包装系统内被灭菌的过程。

5. 包装系统是无菌屏障系统和保护性包装的组合。

6. **闭合** 用于关闭无菌屏障系统而不形成密封的方法。如反复折叠，以形成一弯曲路径。

7. **密封** 包装层间连接的结果。如用粘合剂或热熔法将表面连接在一起。

8. **闭合完好性** 闭合条件能确保该闭合至少与包装上其他部分具有相同的阻碍微生物进入的程度。

9. **包装完好性** 包装未受到物理损坏的状态。

二、最终灭菌医疗器械包装的目的

最终灭菌医疗器械包装系统的目标是能进行灭菌、提供物理保护、保持使用前的无菌状态，并能无菌取用。即确保器械物品在灭菌后预期的使用、贮存寿命、运输和贮存条件中保持无菌性。在这个无菌物品的流通过程中，包装材料的性能特点及包装的技术起着关键性的作用。

三、灭菌物品的有效期限

灭菌物品的有效期限，是指自物品灭菌完成，至少用年和月表示的一个日期，此日期前产品可以使用。灭菌物品的有效期限与最终灭菌医用包装系统的设计和材料的选择相关，同时也与灭菌物品储存的环境及其他事件有关。假设，当我们克服了以上所有的不利影响因素，理论上应认为，灭菌物品的无菌性应始终保持，没有失效期限的限制。

第二节　最终灭菌医用包装材料的通用要求

最终灭菌医疗器械包装的目的是使产品在预期的使用、贮存寿命、运输和贮存条件中保持产品的无菌性。医院购进包装材料时，制造厂家应提供检测合格证书，医院感染管理部门和使用管理部门应进行质量审核。消毒供应中心对购进的每批包装材料，应在入库前进行检查，并索要产品检测报告及批次产品报告。

目前临床日常工作中比较常用的包装材料主要有：皱纹纸、无纺布、纺织品、纸塑袋、硬质容器等。按照 WS310.1 的要求，最终灭菌医疗器械的包装材料应符合 GB/T 19633 的要求。皱纹纸、无纺布、纺织品还应符合 YY/T 0698.2 的要求；袋还应符合 YY/T 0698.4 的要求；纸塑袋还应符合 YY/T 0698.5 的要求；硬质容器还应符合 YY/T 0698.8 的要求。最终灭菌医疗器械包装材料的通用要求主要有以下这些。

1. 对所涉及的材料应适用于无菌屏障系统和预成型无菌屏障系统。

2. 应确立、控制、记录材料和 / 或预成型无菌屏障系统生产和搬运条件，以确保这些条件与材料和 / 或无菌屏障系统相适应，材料和 / 或无菌屏障系统的性能得到保证。

3. 至少应考虑材料和 / 或无菌屏障系统的温度范围、压力范围、湿度范围，必要时还应考虑以上三项的最大变化速率，以及暴露于阳光和紫外线、洁净度、生物负荷、静电传导性等。

4. 应了解所有材料特别是回收材料的来源、历史和可追溯性，并加以控制，以确保最终产品持续符合要求。

5. 应评价材料和 / 或无菌屏障系统的下列特性：

（1）微生物屏障。

（2）生物相容性和毒理性特性。

（3）物理和化学特性。

（4）与成型和密封过程的适应性。

（5）与预期灭菌过程的适应性。

（6）灭菌前和灭菌后的储存寿命。

第三节　包装材料的分类及质量要求

一、包装材料的分类

目前，消毒供应中心常用的包装材料可分为一次性使用的包装材料和重复性使用的包装材料，常用的一次性使用的包装材料包括医用无纺布、医用皱纹纸、纸塑包装袋及Tyvek（特卫强）等。重复使用的包装材料主要有医用纺织品、硬质容器，以及现阶段在我国大部分医院仍在使用的包裹材料棉布。

二、各类包装材料的质量要求

（一）一次性使用的包装材料

1. 医用无纺布

（1）材料性能特点：无纺布（non-woven fabric），学名非织造布，也叫不织布，医用无纺布通常以聚丙烯（PP）为原料，采用纺粘/熔喷热粘合生产工艺制作，将纺织短纤维或者长丝进行定向或非定向排列，形成纤网结构，然后采用机械、热粘合或化学等方法加固而成，通常由 2~5μm 的超细纤维无规律纵横交错组成，形成亚微米级等效孔径的小孔，从而达到阻菌、透气、防潮、柔韧、质轻、色彩丰富等特点。

根据微生物屏障层的熔喷生产工艺的不同又分为 SMS 三层无纺布、SMMS 四层无纺布和 SMMMS 五层无纺布。SMMMS 无纺布相对于 SMS 无纺布具有更均匀的微生物屏障层、更高的抗静水压性、更好的柔软度、更强的抗撕裂度。

（2）医用无纺布具有的优点有：

1）无毒无害，可通过皮肤接触以及细胞毒性测试。

2）优越的微生物屏障性能，阻菌性远高于传统纺织材料，有效提供医疗器械的无菌屏障。

3）优良的透气性，利于灭菌介质的穿透。

4）适当的抗张/抗撕裂强度。

5）低落絮率，减少因织物脱絮引起的伤口抗感染能力的降低；

6）疏水性强（抗潮湿能力），不吸附液体。

7）无纺布的灭菌使用适应性广，可适用于压力蒸汽、环氧乙烷和过氧化氢低温等离子体等多种灭菌方式。

（3）医用无纺布使用的常见问题：

1）无纺布的湿包：无纺布的湿包问题原因很多，主要概括如下：

①器械清洗后没有干燥彻底，包裹前就有水。

②灭菌蒸汽质量不合格；水分含量过高。

③干燥时间不足。

④无纺布透气性太差影响蒸汽的顺利排出。

⑤灭菌结束后立即卸载灭菌物品，晾放时间不足。

2）无纺布的破损：无纺布的抗磨和抗撕拉程度不如棉织物，使用过程中出现的破损现象多来源于材料的选择与不规范使用所致。医院应根据无纺布生产企业的产品说明选用与医疗器械重量、体积、形状相适应的包裹材料；在使用过程中，包裹器械盒、器械筐和重量较大的包裹要尽量避免取放和转运过程中的拖拉现象，以保证包裹的闭合性完好，减少破损的发生。

2. 医用皱纹纸

（1）材料的性能特点：皱纹纸是由纯木浆构成的特殊多孔排列，并经特殊工艺皱化处理，按照起皱率可以分为高起皱率皱纹纸和低起皱率皱纹纸，按照柔软度分为普通型皱纹纸和超柔型皱纹纸。

（2）优势：皱纹纸是最早出现的棉织物替代品。由于孔径较小，医用皱纹纸有比棉织物更好的微生物屏障性能，可直接作为包装材料或用于硬质容器的内包装材料。皱纹纸的疏水性也比传统纸好很多，能避免包装材料对液体的大量吸收。适用于压力蒸汽的灭菌。

（3）劣势：易破损是皱纹纸最大的问题，普通的皱纹纸机械强度较差，又缺乏柔韧性，容易在包装和装载时出现破损。对于皱纹纸的破损要严格控制包裹的重量和打包时的松紧度，尖锐器械使用锐器保护套，外形不规矩的器械不建议使用皱纹纸包装。另外，皱纹纸不能用于过氧化氢低温等离子灭菌。

3. 纸塑包装袋

（1）材料性能特点：纸塑包装袋是医疗机构常用的一次性包装材料。由透气性材料（医用透析纸）和塑料膜（聚酯-聚丙烯）组成，经专用的设备热合使聚丙烯层熔为液态，在封合条或封合滚轮的压力下将聚丙烯层压入纸张纤维，使两层材料密封在一起。纸塑包装袋剥开结构应具有连续、均匀的剥开特性，不会对无菌打开和使用上带来影响，发生材料分层或撕屑等。纸塑包装袋一般有扁平型包装袋（平面袋）和折叠型包装袋（立体袋）两种。

（2）优势：纸塑包装袋作为预成型的无菌屏障系统，既有透气功能又有可视功能。纸塑包装袋上通常都会带有灭菌过程指示物（灭菌指示色块），包括压力蒸汽灭菌指示色块、低温甲醛蒸气灭菌指示色块、环氧乙烷灭菌指示色块，每个色块大小均不小于 $100mm^2$。

（3）缺点：适用于小件物品单包装，器械过多过重易破损；需要使用医用封口机进行热封合；容易产生湿包。

4. Tyvek（特卫强）包装袋

（1）材料性能特点：Tyvek（特卫强）包装袋是指由 Tyvek（特卫强）材料与塑料膜组成的可密封包装袋或卷袋。是经闪蒸纺丝和粘结的高密度聚乙烯纤维片材。在制造过程中，通过加热和加压使连续、成股、非常纤细且相互连接的纤维随机定向并粘结在一起。结果产生了强韧、耐用的片材结构，具有独特的物理性质和出色的抗微生物渗透能力，可帮助包装袋内容物保持无菌状态，直到包装被打开。

（2）优势：Tyvek（特卫强）包装袋因其具有质轻而又强韧、透气、防水、耐化学腐蚀特性及抗穿刺、耐撕裂、耐磨的特性，同时，由高密度聚乙烯制成的 Tyvek（特卫强）在接触到灭菌气体和高能量灭菌过程时极为稳定。它的特别设计使灭菌气体和蒸汽能快速渗透和解析。是一种被医疗机构普遍使用于过氧化氢低温等离子灭菌、环氧乙烷灭菌、控制条件下的压力蒸汽灭菌（121～127℃，207kPa 条件下，灭菌 30 分钟），以及伽马、电子束等灭菌方式相兼容的预成型无菌屏障系统。包装剥离后纤维屑脱落很少。其洁净剥离特性降低了向洁净环境排放微粒的风险。

（3）缺点：价格相对昂贵，不能耐受常规的 132℃或 134℃的压力蒸汽灭菌过程。

（二）可重复使用的包装材料

1. 医用纺织品

（1）材料性能特点：医用纺织品是由长纤聚酯纤维和具有导电性能的碳纤维组成，按照比例梭织成平纹长纤聚酯纤维包裹材料。长纤聚酯纤维材料属于可重复使用包裹材料，符合 GB/T 19633、YY/T 0698.2 对最终无菌包裹材料的要求。

（2）优势：

1）化学长纤韧性好，不断絮，不脱絮。可避免脱絮掉落的毛绒、微粒等对患者手术安全造成的危害。

2）具备优良的抗撕裂、抗胀破的能力和耐磨损性能；不含荧光剂和其他对人体有害的化学物质；不受氯化钠、硫酸钠溶液影响，有很好的抗化学污染的性能，材料表面不易残留任何化学物质。

3）具有一定的疏水性能和抗渗水性。空气中的潮湿气体及水分，不会凝结残留在材料的纤维表面，纤维束间隙中没有水，形成不了材料内外的细菌通路。

4）具备优良的透气性，灭菌因子容易进入包装材料内部且灭菌后方便包内残留蒸汽的释放。

（3）缺点：清洗质量会对复用的医用纺织品材料产生较大影响，经过反复多次清洗后易破损，造成微生物阻隔性能大大下降，同时材料使用终点的评判标准不够客观。使用时仍需高度关注。

2. 硬质容器

（1）材料性能特点：可重复使用的硬质容器是近年来兴起的一种新型的包装材料，能反复承受医疗机构灭菌循环，具备医疗机构最终灭菌包装的标准要求，而且对器械具有保护性的作用。硬质容器的组成：应由盖子、底座、手柄、灭菌标识卡槽、垫圈和灭菌剂孔组成。顶盖和底箱之间有密封垫片以使两部分之间形成密封；有至少一个过滤系统，可使灭菌剂气体进出容器，同时具有阻菌效果；有用于追溯和包外灭菌指示的灭菌指示标签。

硬质容器按材质可以分为金属硬质容器、塑料硬质容器、玻璃硬质容器等。不同材质的硬质容器在设计和选材上是大不相同的。铝合金硬质容器最为常见，在器械进行灭菌和干燥时有着较好的传热率；其顶盖有多种颜色，用以区分不同种类的灭菌物品。用于提供微生物过滤的通风设计和材料非常广泛。

硬质容器不允许直接装载灭菌物品，通常将灭菌物品装入托盘或固定架（使器械固定，预防在灭菌、搬运、储存等过程中碰撞损伤，起到了保护性的作用）放入容器内。

硬质容器盖子应有可通过灭菌介质的阀门或过滤部件，并应具有无菌屏障系统。

（2）使用原则

1）使用方法应遵循厂家说明书和提供的灭菌参数。

2）首次使用应进行灭菌过程有效性的测试，包括物理监测、化学监测、生物监测，并对器械干燥时间进行评估，检查有无湿包。

3）每次使用应进行清洗、消毒、干燥处理。

4）包装前应检查硬质容器的完整性：

①盒盖、底座的边缘无变形，对合紧密；

②盒盖垫圈平整、无脱落；

③若通气系统使用滤纸和固定架，应检查固定架的稳定性，一次性滤纸应每次更换，重复使用的滤纸应检查有无破损，保持清洁；若通气系统使用阀门，应遵循生产厂家说明书检查阀门，包括通气阀、疏水阀；

④闭锁装置完好，放置一次性锁扣（锁卡）封包。

（3）优点

1）打包时间短。

2）耐运输，不易破损。

3）使用寿命长，长期使用成本较低。

4）可长期保障无菌屏障，保存较长时间。

（4）缺点

1）初期成本投入较高。

2）打包后包裹较重。

3）灭菌时操作不当易造成湿包。

4）因由多个配件组合而成，如使用前各配件功能检查不仔细，易存在潜在的安全隐患。使用前，务必加强检查。

3. 普通棉布

（1）材料的性能特点：普通棉布是以棉纱线为原料的机织物。组织结构因经纬交织方法不同，分为平纹、斜纹和缎纹三种基本组织。

（2）优势：作为可重复使用的医用包装材料，棉布在医疗机构中的使用历史悠久，因其具有材质柔软、顺应性好，抗撕裂强度大、可方便重复使用等特点，一直沿用至今。

（3）缺点：由于其微生物屏障功能较差，阻菌率低，不抗潮湿，使用中要多层、多次包裹使用，易落絮、没有严格的使用标准等材质自身因素，以及医疗机构从采购到制备，直至用于临床及再回收使用都没有国家标准，所采用的材质、缝纫制作工艺、制作环境均处于"无标准、无检测、无规范"的状态，没有完善的包布验收登记和追溯制度，也是造成临床手术切口感染的重要原因。棉布在经过一系列的消毒灭菌、化学洗涤之后，其结构变得松散，孔径变大，阻菌性能差。严格意义来说，棉布不能算是合格的医用包装材料。将逐步被其他包装材料所取代。

（4）使用注意事项：普通棉布作为一种包裹材料，它并不是合格的医用包装材料，使用时需要引起足够的关注。

1）普通棉布首次使用前要经过高温洗涤，脱脂去浆、去色，高温洗涤时不可添加柔软剂等化学物质。脱脂去浆可适当增加棉布的透气性，保证灭菌因子的顺利进入和穿出。

2）普通棉布使用后需清洗、烫平，去除表面棉绒、纤维。

3）再次使用前应在带光源的打包台上检查棉织物，确认无血迹、污渍，检查无破损且干燥后方可使用。

4）要求棉布除四边外不应有缝线，不应缝补。在包装、回收、洗涤、运输过程中产生拉伤、刺破的包布应报废处理，不能使用。

5）经多次洗涤和使用后的棉布结构变得松散，微粒污染和落絮情况会更严重。微粒和落絮会污染包装的无菌物品，如手术器械、敷料等，并随之进入病人体内，影响患者的健康。

第四节 包装材料选择的基本原则和包装过程质量控制

一、医院包装材料的质量评价

1. 首次选择包装材料时，生产厂家应提供产品的说明书、相关技术参数、具备资质的第三方的质量检测报告。以及按照国家相关规定所需的生产备案证明或批文。

2. 对每批次产品，应查看监督产品质量，及时收取使用反馈情况，一旦出现质量问题应及时报告进货部门，反馈给生产厂家，查找原因，作出整改计划。并立即停用并更换有质量问题的包装材料。

3. 每次使用前应检查包装材料的质量。严格按产品说明书进行操作和使用。

二、包装材料选择的基本原则

1. 根据不同的灭菌方式，选择相适应的包装材料

（1）压力蒸汽灭菌：可选择医用无纺布、硬质容器、纸塑包装袋或棉布；

（2）环氧乙烷灭菌：可选择医用无纺布、纸塑包装袋、与环氧乙烷灭菌相适应的硬质容器；

（3）过氧化氢低温等离子灭菌：可选择 Tyvek（特卫强）包装袋、与过氧化氢低温等离子灭菌相适应的无纺布或硬质容器。

2. 根据包装方法选择包装材料

（1）闭合式包装方法：可选择包装纸、医用无纺布、棉布等包装材料。如采用信封式或十字法包装方式，通过反复折叠，以形成一弯曲路径，最大限度地保持微生物屏障性能。

（2）密封式包装方法：可选用纸塑袋、纸塑卷材，采用粘合剂法和或热熔法达到密封的程度。或选择硬质容器，利用闭锁装置（如锁扣）进行封包，达到密封包装的效果。

（3）根据待包装器械的重量、体积、储存要求进行选择。

1）纸塑袋或纸塑卷材：适用于单把器械或重量较轻物品的包装。

2）硬质容器：通常用于器械相对较多、较重或精密器械的包装。

三、包装过程质量控制

1. 包装前的准备

（1）包装区环境的准备、操作人员的准备以及包装所需物品、包装辅助材料的准备。

（2）包装材料的质量检查，检查包装尺寸规格、清洁度、有无破孔、裂缝等。一次性包装材料须关注有效期，硬质容器需检查各个配件是否完整，功能是否完好，是否符合待包装物品的需求。对于新购进的包装材料，还需关注是否符合《最终灭菌医疗器械的包装》（GB/T 19633—2015）、《最终灭菌医疗器械包装材料》（YY/T 0698—2009）的相应部分内容。

（3）待包装器械物品清洁度及功能检查：包装前对待包装器械物品的清洁度和功能检查是包装过程中非常重要的环节。应采用目测或使用带光源放大镜对干燥后的每件器械、物品进行检查。检查器械表面及其关节、齿牙、铰链等是否光洁、无血渍、污渍、水垢等

残留物或锈迹，表面镀层无脱落等。不符合要求的应退回去污区重新清洗或根据情况进行更新。各种不同的器械应根据不同的特点，检查功能完好性，带电源器械应进行绝缘性能等安全性检查。并进行器械的维护和保养。

（4）组装与配盘：根据CSSD器械包装指引或技术规程，包装前再次核对器械的种类、数量和规格尺寸正确，以及器械清洁度符合要求及功能完好，将器械整齐摆放于器械盘内，可使用U型器械整理架。拆分清洗的器械应确保所有的配件齐全并配套，可根据生产厂家说明书的要求决定是否给于装配，带阀门的器械应将阀门打开；手术所用的盘、盆、碗等器皿，宜与手术器械分开包装；剪刀和血管钳等轴节类器械不应完全锁扣；有盖的器皿应开盖，摆放的器皿间应用吸湿布、纱布或医用吸水纸隔开；包内容器开口朝向一致；管腔类物品应盘绕放置，保持管腔通畅；精密、锐利器械应采取保护措施。并尽可能保持器械在器械盘内均匀放置，开口朝向一致。

2. 包装过程

（1）选择合适的包装材料，手术器械若采用闭合式包装方法，应由2层包装材料分2次包装。按采用信封法或十字法进行包装；密封式包装方法应采用纸袋、纸塑袋等材料，注意选择的封口温度应与包装材料相匹配；硬质容器的使用和操作，应遵循生产厂家的使用说明或指导手册。

（2）封包要求：包外应配置包外灭菌化学指示剂。高度危险性物品，包内应防止包内灭菌化学指示卡；闭合式包装应采用专用胶带，胶带的长度应与灭菌包的重量和体积相适宜，松紧适度。封包应严密，保持闭合完好性；纸塑袋、纸袋等密封包装其密封宽度应≥6mm，包内器械距包装袋封口处应≥2.5cm；封口机每日使用前应检查参数的准确性和闭合完好性。灭菌物品包装的标识应注明物品名称、包装者、灭菌器编号、批次、灭菌日期和失效日期等内容。标识具有可追溯性。

（3）灭菌包的重量和体积的要求：灭菌包的重量，器械包不宜超过7kg，敷料包不宜超过5kg。灭菌包的体积要求，下排气压力蒸汽灭菌器灭菌包的体积不宜超过30cm×30cm×25cm，脉动真空压力蒸汽灭菌器灭菌包的体积不宜超过30cm×30cm×50cm。规范灭菌的体积和重量非常重要，对于超大超重包，CSSD对灭菌参数的设定应进行检验，以免影响灭菌质量的安全和有效。

第五节 医用封口机的参数确认和定期检测

医用封口机是采用热熔法完成封口过程，适用于密封包装。医用封口机的关键功能指标是热密封的温度、接触压力和封口时间。对封口机的性能参数进行确认和定期检测非常重要，同时封口操作也会影响到封口效果。

一、参数及参数确认

1. **密封温度** 根据待密封包装材料生产厂家的使用说明书，设置相匹配的温度非常关键。通常密封温度在 120～200℃，如温度过低，封口不完整或不牢固。温度过高，则容易导致难以拆开、纤维絮脱落污染包内物品，甚至破坏包装材料的完整性，影响阻菌性。

2. **封口压力** 封口压力辊压力主要由上下滚轴之间的间距决定，压力不足将影响密封效果，通常封口压力设置在 65N。

3. **封口时间** 通常为 9.8m/min。

二、定期检测

1. **封口效果检测方法**

（1）肉眼观察法：密封效果可通过肉眼观察封口是否平整、紧密和连续。观察是否有空隙、裂缝、皱褶等评判封口效果。每次密封后应对包装封口状态进行评价。

（2）撕开性能测试：将密封完成的包装材料按撕开方向撕开，测试撕开的难易程度了解密封效果。该测试方法除非使用专用仪器来测试撕开所需的力量，否则容易受到操作人员人为因素的影响，结果为非量化指标。

（3）封口性能测试条测试法：适用于封口机的每日性能检测、封口机安装检测、封口性能的抽测及更换零配件之后的测试等，可检测封口机的性能及所使用的包装材料的参数匹配性。可根据封口机设定温度的高低选择高温透析纸型、低温 Tyvek 型。

（4）封口性能测试专用墨水测试法：采用吸取适量封口测试专用墨水于已封口的包装袋内，通过 20 秒时间观察，墨水是否通过封口宽度形成隧道，如有，则表明封口有裂缝，不完整。

2. **结果判断及处理** 对以上任何一种检测方法结果有疑问时，应及时查找并分析原因，评判是操作的原因还是封口机器的原因，可重复测试，结果仍有疑问时应及时寻求设备工程师做进一步分析和监测。

第七章

灭菌

学习目的

通过本章学习对灭菌的概念、医院常用灭菌方法有更进一步的认识。

学习要点

掌握不同灭菌方法的基本原理及灭菌参数。

本章概述

本章介绍灭菌的概念，医院常用灭菌方法的基本原理，程序设置及物理参数，以及灭菌效果监测。

第一节 灭菌的概念与目的

一、灭菌相关的概念

1. **灭菌**（sterilization） 杀灭或清除传播媒介上一切微生物的处理过程，包括细菌芽孢。

2. **灭菌剂**（sterilant） 能够杀灭一切微生物（包括细菌芽孢），达到灭菌要求的制剂。

3. **灭菌保障水平**（sterility assurance level） 经过灭菌处理后存在单个活微生物的概率，通常以 10^{-n} 表示。如 SAL 为 10^{-6} 表示经灭菌处理后在一百万件物品中最多只允许一件以下物品存在活的微生物。因此，灭菌是绝对的而不是相对的概念。

4. **生物指示物**（biological indicator） 将适当载体染以一定量的特定微生物，用于指示消毒或灭菌效果的制品。它是由特定菌株的纯活性培养物制备而成。细菌芽孢比生物生长态细胞对胁迫条件（除辐射外）具有更强大的耐受性，所以生物指示剂往往是用细菌芽孢制成。由于生物指示剂对特定灭菌方式有明确且稳定的耐受性，可以用它来帮助开发一个产品的灭菌程序或评价一个灭菌程序对被灭菌物的灭菌效果，从而对灭菌程序进行性能确认和定期再确认。

5. **存活时间**（survival time） 用于生物指示物抗力鉴定时，指受试指示物样本，经杀菌因子作用后全部样本有菌生长的最长作用时间。

6. **杀灭时间**（killing time） 用于生物指示物抗力鉴定时，指受试指示物样本，经杀菌因子作用后全部样本无菌生长的最短作用时间。

7. **D 值**（D value）在设定的暴露条件下，杀灭特定试验微生物总数的 90% 所需的时间。

8. **菌落形成单位**（colony forming unit） 微生物在固体培养基上生长繁殖所形成的肉眼可见的集落。

二、灭菌的目的

灭菌技术是医院 CSSD 的核心技术，是利用物理或化学的方法清除或杀灭一切活的微生物，包括细菌芽孢的方法，是确保被灭菌物品达到无菌水平的基本保障，使灭菌处理后的物品污染微生物的存活概率减少到 10^{-6}，保证该物品的安全性。进入人体无菌组织器官的医疗器械、器具和物品必须进行灭菌处理并符合无菌质量标准。因此，灭菌是器械处理流程中非常关键的技术操作环节，也是无菌物品质量管理的重要内容之一。

医疗机构常用的灭菌方法包括：压力蒸汽灭菌、环氧乙烷低温（EO）灭菌、过氧化氢低温等离子灭菌、低温蒸汽甲醛灭菌。应根据待灭菌物品的材质和性质选择合适的灭菌方法。耐热、耐湿的诊疗器械、器具和物品，应首选压力蒸汽灭菌；不耐热、不耐湿的物品，宜采用低温灭菌方法。在采用低温灭菌方法时，应充分评估各种低温灭菌方法的优势及局限性，并根据待灭菌器械物品的性质特点及产品说明书，选择合适和匹配的灭菌方法。

第二节　灭菌方法

一、压力蒸汽灭菌

压力蒸汽灭菌适用于耐高温、耐高湿的医疗器械和物品的灭菌，如金属类、玻璃类、橡胶类或其他耐热耐湿材料类物品，不能用于凡士林等油剂和粉剂的灭菌。压力蒸汽灭菌是消毒供应中心最常用、最安全有效的灭菌方法。

1. **基本原理**　压力蒸汽灭菌的基本要素主要是灭菌时间、灭菌温度及饱和蒸汽三大要素。饱和蒸汽必须满足干燥（含湿气 < 10%）和纯净（含冷空气 < 5%）。压力蒸汽之所以有强大的杀菌作用，主要是蒸汽处于一定压力之下能升高蒸汽温度和冷凝成水时体积缩小 1870 倍使其能迅速穿透到物品内部；另外蒸汽冷凝成水时能释放潜热能，常压下把 1g 水从 0 ℃加热到 100 ℃需要消耗 100cal 的能量，而再把 1g 的 100 ℃水继续加热成蒸汽则需要消耗 540cal 的热能，这种用温度计测不出的热能称作潜伏热。这种潜伏热在蒸汽接触冷的物体时冷凝成水，释放热能交给物体，湿度高、穿透力强，使物体温度迅速升高，使菌体蛋白质凝固代谢障碍，导致细菌死亡，有效杀灭微生物从而达到灭菌效果。

一般按照冷空气排除方式不同，压力蒸汽灭菌器主要分为以下几种类型：

（1）下排气式压力蒸汽灭菌器：利用重力置换原理，使蒸汽在灭菌器中从上而下，将冷空气由下排气孔中排出，排出的冷空气由饱和蒸汽取代，利用蒸汽释放的潜热使物品达到灭菌效果。下排气灭菌适用于耐热耐湿实体器械及敷料类的灭菌。

（2）预真空压力蒸汽灭菌器：是利用机械抽真空的方法，使灭菌柜室内形成负压，蒸汽得以迅速穿透到物品内部进行灭菌。蒸汽压力达 205.8kPa（2.1kg/cm^2），温度达到 132℃或以上，开始灭菌，达灭菌时间后，抽真空使灭菌物品迅速干燥。根据一次性或多次抽真空的不同，又分为预真空和脉动真空两种，后者因多次抽真空，空气排出更彻底，效果更可靠。

2. **认识灭菌程序及物理参数**

（1）压力蒸汽灭菌器的常用灭菌程序：根据 WS 310 标准规定，耐湿、耐热的器械、器具和物品应首选压力蒸汽灭菌。应根据待灭菌物品选择适宜的压力蒸汽灭菌器和灭菌程序。

常规灭菌程序：包括预排气、灭菌、后排汽和干燥等过程，见图7-1。灭菌程序的灭菌阶段的参数，国家标准都有严格要求，如：不同灭菌物品或灭菌温度相对应的灭菌时间；灭菌温度范围的下限为灭菌温度，上限应不超过灭菌温度 +3℃。且在灭菌温度范围内，同一时刻各点之间的差值不应超过2℃。但预排气阶段的周期次数及压力没有统一的要求。一般压力差不少于正负80Pa，至少三个脉冲周期。有些设备的程序设计增加了正负跨气压的排气次数和循环次数。无论哪种方式，目的是为了充分排出冷空气，为灭菌阶段的蒸汽穿透提供良好的条件。

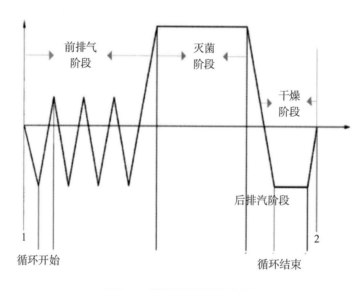

图 7-1　常规灭菌过程示意图

快速压力蒸汽灭菌程序：一般是指在保证预排气、灭菌、后排汽，保证灭菌过程完成的情况下，省略了干燥的过程而达到减少整个灭菌周期时间的目的。不应作为物品的常规灭菌程序，应在紧急情况下使用，灭菌后的物品不得储存，应尽快使用。具体使用方法应遵循 WS/T367 的要求。

下排气压力蒸汽灭菌程序：只能用于实体器械或敷料的灭菌选择。管腔器械不应使用下排气压力蒸汽灭菌程序进行灭菌。

（2）常规灭菌程序物理参数：《医院消毒供应中心　第2部分：清洗消毒及灭菌技术操作规范》（WS 310.2）5.8 要求下排气式灭菌器灭菌设定温度为121℃，最短灭菌时间实体器械类最短为20分钟、敷料类为30分钟，压力参考范围102.8～122.9kPa（表7-1）。

表 7-1 下排气、预真空压力蒸汽灭菌器的常用灭菌程序

设备类型	物品类别	灭菌设定温度 /℃	最短灭菌时间 /min	压力参考范围 /kPa
下排气式	敷料	121	30	102.8 ~ 122.9
	器械		20	
预真空式	敷料、器械	132	4	184.4 ~ 210.7
		134		201.7 ~ 229.3

121℃的灭菌程序并不仅限于下排气式的灭菌器，在 EN285 和 GB 8599 标准中设置了预真空式灭菌程序，物理参数灭菌温度 121℃，最少的灭菌时间 15min，用于需要较低温灭菌的器械。

饱和蒸汽是在一个大气压下，温度为 100℃的蒸汽，温度不能再升高，是饱和状态下的蒸汽。随着蒸汽压力的提高，温度也随之不断提升。通过监测温度或压力，可能判断蒸汽质量，因为饱和蒸汽温度和压力成一一对应关系，知道温度就知道压力，两者知道其一就可以了。绝对压力 = 相对压力 + 一个大气压力（101.3kPa），压力蒸汽灭菌常用物理参数的温度与蒸汽压力之间的关系，见表 7-2。

表 7-2 常用物理参数的温度与蒸汽压力

温度 /℃	绝对压力 /kPa	相对压力 /kPa	波动范围 /kPa
121	204.9	103.6	102.8 ~ 122.9
132	286.7	185.4	184.4 ~ 210.7
134	304.1	202.8	201.7 ~ 229.3
135	313.1	211.8	

（3）快速压力蒸汽灭菌程序参数

1）快速压力蒸汽灭菌程序：预真空压力蒸汽灭菌的出厂设计可以预设多种程序，按时间来分包括常规灭菌程序和快速灭菌程序，常规程序包括预排气、灭菌、后排气和干燥过程。而快速压力蒸汽灭菌一般不带干燥程序，并对灭菌物品包装及装载量有特定的要求，需要认真阅读产品说明书。所以快速灭菌程序不应作为物品的常规灭菌程序。应急情况下使用时，只适用于灭菌裸露物品，使用卡式盒或者专用灭菌容器盛放。灭菌后的物品应尽快使用，不应储存，无有效期。

2）快速灭菌程序特点：最常用于小型压力蒸汽灭菌器，具有程序多样性和针对性，快速灭菌程序与标准程序的周期时间相对而言。我国 YY/T 0646-2015（EN13060）标准对快速灭菌程序的要求，主要是 N 型和 S 型的灭菌周期，规定此类灭菌周期只能应用于指

定类型物品的灭菌。

N 型灭菌周期用于灭菌无包装的、实心负载的器械；有孔的器械不得使用。通常称为快速灭菌程序，又称"裸消"，灭菌后应立即使用，设定灭菌温度 134℃时，维持时间不少于 3 分钟、灭菌温度不低于设定温度。

S 型灭菌周期的物理参数主要是由制造商根据器械灭菌特点，研发特定的，有些程序保留了预真空和干燥部分功能，缩短预真空的压力值、周期次数和干燥时间，用于制造商规定的特殊灭菌物品，对包装和装载提出相应的特殊要求需要用户严格执行。各灭菌器的制造商、型号不同，其参数和适用范围也会不同，要认真阅读使用说明书。包括无包装实心负载和至少以下一种情况：多孔渗透性物品、小量多孔渗透性混合物、A 类空腔负载、B 类空腔负载、单层包装物品和多层包装物品的灭菌周期。

部分 B 型脉动真空灭菌器同时设计有下排气灭菌程序或快速灭菌程序。使用时应严格按照待灭菌物品的性质选择正确的灭菌程序。

二、过氧化氢低温灭菌

随着外科新技术的发展，临床实际应用中会使用到多种不耐热、不耐湿的器械，如：微创手术的一些器械、导电和耦合部件、高分子材料。这类器械需要低温灭菌技术，根据《医院消毒供应中心　第 2 部分：清洗消毒及灭菌技术操作规范》（WS 310.2）5.8.3 推荐的医院常用的三种低温灭菌技术分别为过氧化氢低温等离子体灭菌、环氧乙烷灭菌、低温蒸汽甲醛灭菌。其中过氧化氢低温等离子体灭菌技术就是临床使用比较普遍的一种。

1. 基本原理　过氧化氢低温等离子体灭菌装置在设定条件下，灭菌舱内温度不超过55℃的情况下，过氧化氢经过低温灭菌装置汽化，在灭菌舱真空条件下，将汽化过氧化氢均匀扩散到舱内整个空间，并能穿透到灭菌包内。过氧化氢本身具有较强的杀菌作用，在过氧化氢扩散过程中可杀灭处理物品表面大部分微生物。此外，过氧化氢气体扩散穿透阶段启动高频电压产生高频电场，激发灭菌舱中的过氧化氢气体形成等离子体体系，等离子体体系同时可以快速解离器械表面的过氧化氢，使之变成水和氧气。因此经过低温等离子体灭菌后的器械出舱后，可立即使用，实现接台手术器械快速周转的需要。等离子灭菌适用于不耐热、不耐湿的诊疗器械的灭菌，如电子仪器、光学仪器等诊疗器械的灭菌，不适用于布类、纸类、液体、油剂、粉剂等材质的灭菌。对于一些不能满足等离子灭菌机器管腔长度和细度限制的器械以及任何含有金属铜材质管腔的器械均不可用过氧化氢低温等离子灭菌。

2. 认识灭菌程序及物理参数

（1）灭菌程序：过氧化氢低温等离子灭菌应在专用的过氧化氢低温等离子体灭菌器内进行。灭菌器应根据灭菌对象设置相应的灭菌程序，至少具有对医疗器械的表面、管腔和软式内镜的灭菌程序。灭菌程序包括准备期、灭菌期和解析期三个阶段，可重复交叉。

（2）灭菌物理参数：过氧化氢灭菌的关键参数包括过氧化氢浓度、温度和作用时间。根据《过氧化氢气体等离子体低温灭菌器卫生要求》（GB 27955—2020）过氧化氢低温等离子灭菌器灭菌舱内温度应不大于60℃。灭菌期维持时间、压力范围、灭菌器过氧化氢浓度范围应符合制造商的规定。

3. **灭菌注意事项**　由于穿透性差，灭菌效果容易受到多种因素的影响，影响的因素包括：物品的装载、设备性能、器械清洗及干燥、灭菌程序的选择、物品的材质、包装材料等。因此，保证待灭菌物品清洗干净、干燥非常重要。同时采用过氧化氢低温灭菌时应遵循过氧化氢低温等离子体灭菌器生产厂家的操作使用说明书，根据灭菌物品种类、包装、装载量与方式不同，选择合适的灭菌程序，每种程序应满足相对应的温度、过氧化氢浓度和用量、灭菌时间等灭菌参数。灭菌物品的包装材料应符合YY/T 0698.2的非织造布和YY/T 0698.5复合型组合袋的要求，灭菌包不应叠放，不应接触灭菌腔内壁。

三、环氧乙烷（EtO）灭菌

1. **基本原理**　环氧乙烷在常温气体状态下，在密闭的灭菌柜中通过其与蛋白质分子上的巯基（—SH）、氨基（—NH_2）、羟基（—OH）和羧基（—COOH）以及核酸分子上的亚氨基（—NH—）发生烷基化反应，造成蛋白质失去反应基团，阻碍了蛋白质的正常生化反应和新陈代谢，导致微生物死亡，从而达到灭菌效果。在原卫生部2002年版《消毒技术规范》中，将环氧乙烷灭菌设备分成大中小型，容积$10m^3$以上为大型设备，$1 \sim 10m^3$为中型设备，$< 1m^3$为小型设备，医院中心供应室常用小型环氧乙烷灭菌器，容积大多在$0.5m^3$以下。

2. **认识灭菌程序及物理参数**

（1）灭菌程序：环氧乙烷灭菌程序包括预热、预湿、抽真空、通入气体环氧乙烷达到预定浓度、维持灭菌时间、清除灭菌柜内环氧乙烷气体、解析灭菌物品内环氧乙烷的残留等过程。

（2）灭菌物理参数：环氧乙烷在灭菌过程中常规适用浓度为600～1 000mg/L，灭菌舱体内适宜温度为4～60℃，适宜的相对湿度为60%～70%。

3. **灭菌注意事项**

（1）适用于不耐热、不耐湿的诊疗器械、器具和物品的灭菌，如电子仪器、光学仪器、纸质制品、化纤制品、塑料制品、陶瓷及金属制品等诊疗用品。

（2）不适用于食品、液体、油脂类、粉剂类等灭菌。

（3）使用时应按照环氧乙烷灭菌器生产厂家的操作使用说明或指导手册，根据灭菌物品种类、包装、装载量与方式的不同，选择合适的温度、浓度和时间等灭菌参数。

（4）采用新的灭菌程序、新类型诊疗器械、新包装材料使用环氧乙烷气体灭菌前，应验证灭菌效果。

（5）除金属和玻璃材质以外的灭菌物品，灭菌后应经过解析，解析时间：50℃，12小时；60℃，8小时；残留环氧乙烷应符合 GB/T 16886.7 的要求。

（6）解析过程应在环氧乙烷灭菌柜内继续进行，输入的空气应经过高效过滤（滤除 ≥ 0.3μm 粒子 99.6% 以上），或放入专门的通风柜内，不应采用自然通风法进行解析。

（7）设备安装环境和使用应严格遵循生产厂家的说明书或指导手册。

四、低温甲醛蒸汽灭菌

1. **基本原理**　甲醛灭菌作用原理是甲醛分子中的醛基可与微生物蛋白质和核酸分子中的氨基、羧基、羟基、巯基等发生反应，生成次甲基衍生物，从而破坏生物分子的活性，致微生物死亡。还能够与蛋白分子酰胺结合，形成交联，阻碍细菌的繁殖；与胞壁分子交联或形成侧链，破坏组织结构，降低通透性，干扰代谢，导致死亡。对 DNA，甲醛与在非卷绕状态下的双股螺旋发生反应，从而影响病毒的复制。低温蒸汽甲醛灭菌主要是利用降低蒸气的温度以减轻对灭菌物品的损坏性，将一定浓度的甲醛水溶液加热形成蒸汽甲醛，在设定的蒸汽甲醛压力值条件下，将蒸汽甲醛与饱和蒸汽的混合气体在真空条件下充分弥散和穿透到灭菌物品的内部达到气灭菌。当灭菌腔体内部满足一定量的蒸汽甲醛混合，使腔体内部的温度达到设定值。利用真空条件不仅可以迅速排除冷空气，同时促进了低温蒸汽甲醛的穿透性。

2. **认识灭菌程序及物理参数**

（1）灭菌程序：低温蒸汽甲醛灭菌程序应包括：预热、预真空、排气、蒸汽注入、湿化、升温，反复甲醛蒸发、注入，甲醛穿透，灭菌（在预设的压力、温度下持续一定时间），反复蒸汽冲洗灭菌腔内甲醛，反复空气冲洗、干燥、冷却，恢复灭菌舱内正常压力。

（2）灭菌参数：根据低温蒸汽甲醛灭菌器的要求，采用 2% 复方甲醛溶液进行灭菌，每个循环的 2% 复方甲醛溶液用量根据装载量不同而异。灭菌参数为：温度 55 ~ 80℃，灭菌维持时间为 30 ~ 60 分钟。

3. **适用范围**　低温蒸汽甲醛灭菌适用于不耐湿、不耐热的诊疗器械、器具和物品的灭菌，如电子仪器、光学仪器、管腔器械、金属器械、玻璃器皿、合成材料物品等。一些精密贵重器械在灭菌前应认真阅读器械厂商关于使用灭菌方法或灭菌温度的说明。

4. **注意事项**

（1）灭菌包装材料应使用专用的包装材料，避免使用吸附甲醛或甲醛不易穿透的包装材料，如：布类、聚乙烯膜、玻璃纸等。

（2）甲醛有一定毒性，设备安装环境及使用应严格遵循生产厂家的说明书或指导手册。

（3）操作人员应培训后上岗，并具有个人防护知识和技能。

第三节 灭菌质量监测

任何一种灭菌方式均有其优势和不足之处，如操作或使用不当，不仅达不到灭菌效果，影响到物品使用的安全性，甚至会损坏到器械物品，造成无法弥补的后果，因此，了解灭菌效果的影响因素，做好灭菌效果的监测尤为重要。

一、灭菌效果的影响因素

1. **灭菌设备的性能状态** 如，压力蒸汽灭菌器的真空泵、疏水阀、门封圈等不同部件降影响到机器的功能状态，影响到灭菌效果。

2. **灭菌介质** 如压力蒸汽灭菌时，蒸汽的饱和度、压力及蒸汽质量将影响灭菌过程的顺利进行及影响灭菌效果。

3. **待灭菌器械物品的清洁度、干燥度等** 待灭菌物品清洁处置不符合要求，将直接影响灭菌的效果，甚至达不到相应的灭菌要求。如过氧化氢低温等离子灭菌物品需要干燥，如有水分残留将影响灭菌过程，使其中断无法继续进行或影响到物品的灭菌效果。

4. **待灭菌器械物品的材质特点及结构** 如压力蒸汽灭菌不适用于粉剂和油剂的灭菌。过氧化氢低温等离子灭菌，对多种材质的器械物品受到限制，如：植物纤维制品、粉剂或油剂等，同时因为穿透能力的限制，对管腔器械的长度和内径有严格的限制，需严格遵照执行。

5. **包装及装载** 待灭菌物品包装材料选择错误、包装过紧、过大、超重以及装载错误，都将影响到灭菌效果，在操作时需要关注和重视。

6. **灭菌方法和 / 或灭菌程序的选择** 不同的器械物品应选择相匹配或适宜的灭菌方法和灭菌程序。如，耐热耐湿的器械物品应首选压力蒸汽灭菌，管腔器械不得采用下排气式压力蒸汽灭菌器或灭菌程序。管腔长度或内径超出过氧化氢低温等离子灭菌器限制范围的器械不得采用该灭菌器或方法灭菌。

二、灭菌质量监测

对灭菌质量通常采用物理监测法、化学监测法和生物监测法。物理监测或包外化学监测不合格的物品不得发放，包内化学监测不合格的灭菌物品和湿包不得使用。生物监测不合格时，应尽快启动召回制度，召回上次生物监测合格以来所有尚未使用的灭菌物品，重新处理。以上所有监测不合格的情况应分析原因并进行改进，直至监测结果符合要求为止。

1. 压力蒸汽灭菌

（1）物理监测

1）日常监测：每次灭菌应连续监测并记录灭菌时的温度、压力和时间等灭菌参数。

灭菌温度波动在 +3℃内，时间满足最低灭菌时间的要求，同时应记录所有临界点的时间、温度与压力值，结果应符合灭菌设定值的要求。

2）定期监测：应每年用压力检测仪监测温度、压力和时间等灭菌参数，检测方法符合相应规范、标准或指南的要求，如《医疗卫生机构医用灭菌器性能检测评价指南》（T/WSJD 11—2020）等。

（2）化学监测：采用相应的化学监测指示物进行监测。常用的化学监测指示物及使用介绍如下：

化学监测技术及耗材：根据《医疗保健产品灭菌 化学指示物 第1部分：通则》（GB 18282.1—2015）中的分类要求，灭菌化学指示物通过它们的预期用途进行分类，分为以下六类。

1 类化学指示物，又称过程指示物，用于表明该灭菌单元曾直接暴露于灭菌过程，并区分已处理过和未处理的灭菌单元，常用于灭菌物品包外化学监测。根据《医院消毒供应中心 第 3 部分：清洗消毒及灭菌效果监测标准》（WS 310.3—2016）中规定，灭菌包包外应有化学指示物，包外化学监测不合格的灭菌物品不得发放。常用的一类化学监测耗材主要包括：指示胶带类、指示标签类产品。

2 类化学指示物，用于相关灭菌器 / 灭菌标准中规定的特定测试步骤。主要指 B-D 监测产品，预真空（包括脉动真空）压力蒸汽灭菌器应每日开始灭菌运行前空载进行 B-D 测试，B-D 测试合格后，灭菌器方可使用。常用的 B-D 测试物包括：B-D 真空测试图，B-D 试验包，管腔 B-D 类产品。

3 类化学指示物，单变量指示物，对灭菌关键变量的其中一个起反应，如图 7-2 所示。

4 类化学指示物，又称多变量指示物，对灭菌关键变量的两个或多个起反应，主要用于包内化学监测。根据《医院消毒供应中心 第 3 部分：清洗消毒及灭菌效果监测标准》（WS 310.3—2016），包内化学监测不合格的灭菌物品和湿包不得使用。常用的 4 类化学监测耗材包括：各类化学指示卡。

5 类化学指示物，又称整合指示物，对所有灭菌关键变量起反应，产生的标定值等同或超过 ISO 11138 系列标准所给出的对应生物指示物的性能要求。根据《医院消毒供应中心 第 3 部分：清洗消毒及灭菌效果监测标准》（WS 310.3—2016）中规定，紧急情况灭菌植入物时，使用含第 5 类化学指示物的生物 PCD 进行监测，化学指示物合格可提前放行，生物监测的结果应及时通报使用部门。

6 类化学指示物，又称模拟指示物，对特定灭菌周期的所有灭菌关键变量起反应，其标定值是从特定灭菌

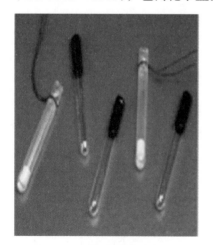

图 7-2 灭菌温度监测指示物

过程的关键变量中产生的。

另外，根据《医院消毒供应中心 第 3 部分：清洗消毒及灭菌效果监测标准》（WS 310.3—2016）中规定，按照灭菌装载物品的种类，可选择具有代表性的 PCD 进行灭菌效果的监测，PCD 产品包括化学监测 PCD 和生物监测 PCD。

（3）生物监测：压力蒸汽灭菌生物监测使用的菌种为嗜热脂肪杆菌芽孢。根据《医院消毒供应中心 第 3 部分：清洗消毒及灭菌效果监测标准》（WS 310.3—2016），生物监测应至少每周监测一次，植入物的灭菌应每批次进行生物监测。监测时，可将自含式生物指示剂置于标准生物测试包（23cm×23cm×15cm、1.5kg）或使用一次性生物 PCD 产品，放置在灭菌器最难灭菌的位置。

根据标准要求，紧急情况灭菌植入物时，使用含第 5 类化学指示物的生物 PCD 进行监测，化学指示物合格可提前放行，生物监测的结果应及时通报使用部门。目前主要采用一次性综合挑战测试包，该产品含有自含式生物指示剂和第 5 类化学指示物，能满足提前放行的要求。

2. 过氧化氢低温等离子体灭菌

（1）物理监测：每次灭菌应连续监测并记录每个灭菌周期的临界参数如舱内压、温度、等离子体电源输出功率和灭菌时间等灭菌参数。灭菌参数应符合灭菌器的使用说明或操作手册的要求。

（2）化学监测：过氧化氢低温等离子体灭菌化学监测耗材：根据 GB 18282.1—2015《医疗保健产品灭菌 化学指示物 第 1 部分：通则》中的分类要求，过氧化氢低温等离子体灭菌化学监测耗材目前仅有一类化学指示物的产品设计标准，因此目前所有的过氧化氢低温等离子体灭菌化学监测耗材均为 1 类化学指示物，即过程指示物。常用的过氧化氢低温等离子体灭菌化学监测耗材包括：灭菌过程指示卡，灭菌过程指示标签和灭菌指示胶带。

（3）生物监测：过氧化氢低温等离子体灭菌生物监测使用的菌种为嗜热脂肪杆菌芽孢。根据《医院消毒供应中心 第 3 部分：清洗消毒及灭菌效果监测标准》（WS 310.3—2016），每天使用时应至少进行一次灭菌循环的生物监测。监测时，应根据是否灭菌管腔器械，选择对应的 PCD。灭菌管腔器械时，可使用管腔生物 PCD 进行监测，应将管腔生物 PCD 放置于灭菌器内最难灭菌的部位；灭菌非管腔器械时，应使用非管腔生物监测包进行监测，应将生物指示物置于 Tyvek（特卫强）材料的包装袋内，密封式包装后，放置于灭菌器内最难灭菌的部位。

3. 环氧乙烷灭菌

（1）物理监测：每次灭菌应监测并记录灭菌时的温度、压力、时间和相对湿度等灭菌参数。灭菌参数应符合灭菌器的使用说明或操作手册的要求。

（2）化学监测：根据《医疗保健产品灭菌 化学指示物 第 1 部分：通则》（GB

18282.1—2015）中的分类要求，目前常用的环氧乙烷灭菌化学监测耗材包括：1 类化学指示物，即包外化学指示物，如环氧乙烷标签、胶带类；4 类化学指示物，即包内化学指示物，如环氧乙烷指示卡类。根据《医院消毒供应中心　第 3 部分：清洗消毒及灭菌效果监测标准》（WS 310.3—2016），环氧乙烷灭菌每个灭菌物品包外应使用包外化学指示物，作为灭菌过程的标志，每包内最难灭菌位置放置包内化学指示物，通过观察其颜色变化，判定其是否达到灭菌合格要求。

（3）生物监测：环氧乙烷灭菌生物监测使用的菌种为枯草杆菌黑色变种芽孢。根据《医院消毒供应中心　第 3 部分：清洗消毒及灭菌效果监测标准》（WS 310.3—2016），每灭菌批次应进行生物监测，使用时，需自制生物测试包，将环氧乙烷生物指示剂置于测试包内，置于灭菌器最难灭菌的部位。

4. 低温蒸汽甲醛灭菌

（1）物理监测：每灭菌批次应进行物理监测。详细记录灭菌过程的参数，包括温度、相对湿度、压力和时间。灭菌参数应符合灭菌器的使用说明或操作手册的要求。

（2）化学监测：目前常用的低温蒸汽甲醛灭菌化学监测耗材包括：1 类化学指示物，即包外化学指示物，如包外标签、胶带类；4 类化学指示物，即包内化学指示物，如低温蒸汽甲醛灭菌指示卡类。根据《医院消毒供应中心　第 3 部分：清洗消毒及灭菌效果监测标准》（WS 310.3—2016），低温蒸汽甲醛灭菌每个灭菌物品包外应使用包外化学指示物，作为灭菌过程的标志，每包内最难灭菌位置放置包内化学指示物，通过观察其颜色变化，判定其是否达到灭菌合格要求。

（3）生物监测：低温蒸汽甲醛灭菌生物监测使用的菌种为嗜热脂肪杆菌芽孢。根据《医院消毒供应中心　第 3 部分：清洗消毒及灭菌效果监测标准》（WS 310.3—2016），应每周进行生物监测一次。监测时，应根据是否灭菌管腔器械，选择对应的 PCD。灭菌管腔器械时，可使用管腔生物 PCD 进行监测，应将管腔生物 PCD 放置于灭菌器内最难灭菌的部位；灭菌非管腔器械时，应使用非管腔生物监测包进行监测，将生物指示物置于纸塑包装袋内，密封式包装后，放置于灭菌器内最难灭菌的部位。

第四节　快速生物培养阅读器

生物监测作为各类灭菌方法质量监测的重要手段之一，目前大部分医院采用的是自含式生物指示剂。自含式生物指示剂一般需配备专门的培养阅读器用于培养和判读结果。随着对医院感染控制的重视及消毒供应专业的发展，自含式生物指示剂的使用越来越多，需要培养和判读结果的时间越来越短，给日常生物监测工作带来了极大的便利。而随着生物指示剂的发展历史应运而生的是生物监测培养阅读器的发展和应用，本节就快速生物培养阅读器的原理和使用做简单介绍。

一、适用范围

快速生物指示剂自动阅读器设计用于在 56℃，培养自含式快速生物指示剂，完成自含式生物指示剂的培养，机器将直接读取并显示结果，是间接获取灭菌循环成败与否的重要指标。

二、主要原理

不同的灭菌方法采用不同菌种的芽孢做成指示剂，如压力蒸汽灭菌、过氧化氢低温等离子灭菌及低温蒸汽甲醛灭菌生物指示剂采用的是嗜热脂肪杆菌芽孢，环氧乙烷低温灭菌生物指示剂采用的是枯草杆菌黑色变种芽孢，这种酶是芽孢的组成成分，在芽孢生长和维持细胞功能方面发挥重要作用；芽孢在生长过程中产生的酸性代谢产物，引起培养基中的 pH 值下降，培养基中对 pH 敏感的染色物质变色，表明芽孢存活即灭菌失败。或是自含式生物指示剂的培养基中包含一种无荧光活性的化学物质，在不同的芽孢生长过程中产生的 α- 葡萄糖苷酶（嗜热脂肪杆菌芽孢）或 β- 葡萄糖苷酶（枯草杆菌黑色变种芽孢）的催化下，发生一系列酶促反应，产生具有荧光活性的化学物质，通过专用的快速生物培养阅读器可快速读取到荧光反应，表明芽孢存活即提示灭菌失败。

三、优势特点

快速生物指示剂的培养时间由原来的 24 ~ 48 小时缩短到 3 ~ 4 小时，极速生物指示剂甚至使生物指示剂的培养阅读时间缩短至 0.5 ~ 1 小时，大大提高了工作效率。

四、使用注意事项

操作时，应将菌片与培养基充分混匀，需要设备同批次的阳性对照管。如果一天内进行多次生物监测，且生物指示剂为同一批号，则只需设一次阳性对照。使用后的测试管或对照管应作为医疗垃圾及时处理。

第八章

消毒供应中心
常用术语和定义

学习目的

通过本章学习，明确 CSSD 管理、执行各项操作及质量监测中的术语和定义，通过对术语和定义的准确理解，以科学规范的管理理念和方法，落实各项工作，保证 CSSD 质量和服务水平。

学习要点

1. 掌握管理规范、技术操作规范术语和定义。

2. 熟悉质量监测规范术语和定义。

3. 了解设备及器械名称相关的术语和定义。

本章概述

本章将介绍 7 个管理相关的术语和定义，22 个技术操作相关的术语和定义，10 个质量监测相关的术语和定义，以及 15 个设备及器械名称相关的术语和定义。以上术语和定义是 CSSD 各项管理、技术操作及质量监测等具体落实的依据和标准。

第一节　管理规范术语和定义

1. **消毒供应中心**（central sterile supply department，CSSD）　医院内承担各科室所有重复使用诊疗器械、器具和物品清洗、消毒、灭菌以及无菌物品供应的部门。

2. **CSSD 集中管理**（central management）　CSSD 面积满足需求，重复使用的诊疗器械、器具和物品回收至 CSSD 集中进行清洗、消毒或灭菌的管理方式；如院区分散、CSSD 分别设置，或现有 CSSD 面积受限，已在手术室设置清洗消毒区域的医院，其清洗、消毒或灭菌工作集中由 CSSD 统一管理，依据 WS 310 进行规范处置的也属集中管理。

3. **去污区**（decontamination area）　CSSD 内对重复使用的诊疗器械、器具和物品，进行回收、分类、清洗、消毒（包括运送器具的清洗消毒等）的区域，为污染区域。

4. **检查、包装及灭菌区**　（inspection，packing and sterilization area）CSSD 内对去污后的诊疗器械、器具和物品，进行检查、装配、包装及灭菌（包括敷料制作等）的区域，为清洁区域。

5. **无菌物品存放区**（sterile storage area）　CSSD 内存放、保管、发放无菌物品的区域，为清洁区域。

6. **去污**（decontamination）　去除被处理物品上的有机物、无机物和微生物的过程。

7. **标准预防**（standard precautions）　对所有病人的血液、体液及被血液体液污染的物品均视为具有传染性的致病原物质，医务人员在接触这些物质时必须采取防护措施。

第二节　技术操作规范术语和定义

1. **回收**（receiving）　收集污染的可重复使用的诊疗器械、器具和物品的工作过程，包括器械使用后的预处理、封闭后暂存、消毒供应中心进行收集运送等。

2. **预处理**（pre-treatment）　消毒供应中心或者使用者对使用后污染较多的器械进行擦拭或简单的冲洗的过程；也可以是对不能及时处理的器械采用含有清洁、溶解、防锈的化学剂进行处理的过程。

3. **分类**（sorting）　污染器械、器具及物品运送至消毒供应中心去污区，进行清洗前准备至清洗工作开始的操作过程，包括清点、核查和分类装载程序。

4. **清洗**（cleaning）　去除医疗器械、器具和物品上污物的全过程，流程包括冲洗、洗涤、漂洗和终末漂洗。

5. **冲洗**（flushing）　使用流动水去除器械、器具和物品表面污物的过程。

6. **洗涤**（washing）　使用含有化学清洗剂的清洗用水，去除器械、器具和物品污染物的过程。

7. **漂洗**（rinsing） 用流动水冲洗洗涤后器械、器具和物品上残留物的过程。

8. **终末漂洗**（final rinsing） 用经纯化的水对漂洗后的器械、器具和物品进行最终的处理过程。

9. **清洗质量检查**（cleaning efficacy inspection） 指经过清洗、消毒、干燥的器械物品，进行包装前，所进行的清洁程度、功能状态、完好性等的检查的操作过程。

10. **消毒**（disinfection） 清除或杀灭传播媒介上的病原微生物，使其达到无害化的处理。

11. **灭菌**（sterilization） 杀灭或清除医疗器械、器具和物品上一切微生物的处理。

12. **斯伯尔丁分类法**（E.H.Spaulding classification） 1968 年 E.H.Spaulding 根据医疗器械污染后使用所致感染的危险性大小以及在患者使用之间的消毒或灭菌要求，将医疗器械分为三类，即高度危险性物品（critical items）、中度危险性物品（semi-critical items）和低度危险性物品（non-critical items）。

（1）高度危险性物品（critical items）：进入人体无菌组织、器官、脉管系统，或者无菌液体从中流过的物品或者接触破损皮肤、破损黏膜的物品，一旦被微生物污染，具有极高感染风险，如手术器械、穿刺针、腹腔镜、活检钳、心脏导管、植入物等。

（2）中度危险性物品（semi-critical items）：与完整黏膜相接触，而不进入人体无菌组织、器官和血液，也不接触破损皮肤、破损黏膜的物品，如胃肠道内镜、气管镜、喉镜、肛表、口表、呼吸机管路、麻醉机管路、压舌板、肛门直肠压力测量导管等。

（3）低度危险性物品（non-critical items）：与完整皮肤接触而不与黏膜接触的器材，如听诊器、血压计袖带等；病床围栏、床面以及床头柜、被褥；墙面、地面；痰盂（杯）和便器等。

13. **灭菌水平**（sterilization level） 杀灭一切微生物包括细菌芽孢，达到无菌保证水平。常用的达到灭菌水平的方法包括热力灭菌、辐照灭菌等物理灭菌方法，以及采用环氧乙烷、过氧化氢、甲醛、戊二醛、过氧乙酸等化学灭菌剂，在规定的条件下，以合适的浓度和有效的作用时间进行灭菌的方法。

14. **高水平消毒**（high level disinfection） 杀灭一切细菌繁殖体包括分枝杆菌、病毒、真菌及其孢子和绝大多数细菌芽孢。常用的达到高水平消毒的方法包括采用含氯制剂、二氧化氯、邻苯二甲醛、过氧乙酸、过氧化氢、臭氧、碘伏等以及能达到灭菌效果的化学消毒剂在规定条件下，以合适的浓度和有效的作用时间进行消毒的方法。

15. **中水平消毒**（middle level disinfection） 杀灭除细菌芽孢以外的各种病原微生物包括分枝杆菌。常用的达到中水平消毒的方法包括采用碘类消毒剂（碘伏、氯己定等）、醇类和氯己定的复方、醇类和季铵盐类化合物的复方、酚类等消毒剂，在规定条件下，以合适的浓度和有效的作用时间进行消毒的方法。

16. **低水平消毒**（low level disinfection） 能够杀灭细菌繁殖体（分枝杆菌除外）和亲

脂病毒的化学消毒方法以及通风换气、冲洗等机械除菌法。如采用季铵盐类消毒剂（苯扎溴铵等）、双胍类消毒剂（氯己定）等，在规定条件下，以合适的浓度和有效的作用时间进行消毒的方法。

17. **医用包装材料**（package materials） 用于制造或密封包装系统或初包装的任何材料。包括：纺织品、纸袋、纸塑袋、皱纹纸、无纺布、硬质容器等。

18. **包装技术**（packing technique） 对医疗器械或物品进行装配、核对、包装、封包、注明标识等的操作步骤。

19. **闭合**（closure） 用于关闭包装而没有形成密封的方法。例如反复折叠，以形成一弯曲路径。

20. **密封**（sealing） 包装层间连接的结果。注：密封可以采用诸如粘合剂或热熔法。

21. **闭合完好性**（closure integrity） 闭合条件能确保该闭合至少与包装上的其他部分具有相同的阻碍微生物进入的程度。

22. **包装完好性**（package integrity） 包装未受到物理损坏的状态。

第三节 质量监测规范术语和定义

1. **可追溯**（traceability） 对影响灭菌过程和结果的关键要素进行记录，保存备查，实现可追踪。

2. **验证**（verification） 通过提供客观证据，对规定要求是否已经得到满足的认定。

3. **器械清洗剂**（instrument cleaning agent） 用于医疗器械清洁去污的产品。主要成分包括碱、酶、磷酸盐、表面活性剂、络合剂和螯合剂、泡沫控制剂、除锈剂类等。主要作用过程包括溶解、皂化、湿润、乳化、分解等。

4. **清洗效果测试物**（test soil） 用于测试清洗效果的产品。

5. **湿热消毒**（moist heat disinfection） 利用湿热使菌体蛋白质变性或凝固，酶失去活性，代谢发生障碍，致使细胞死亡。包括煮沸消毒法、巴斯德消毒法和低温蒸汽消毒法。

6. **A_0值**（A_0 value） 评价湿热消毒效果的指标，指当以 Z 值表示的微生物杀灭效果为 10K 时，温度相当于 80℃的时间（秒）。

7. **B-D 测试**（Bowie and Dick test） 对能灭菌多孔负载的灭菌器是否能成功去除空气的测试。

8. **灭菌过程验证装置**（process challenge device，PCD） 对灭菌过程具有特定抗力的装置，用于评价灭菌过程的有效性。

9. **湿包**（wet pack） 经灭菌和冷却后，肉眼可见包内或包外存在潮湿、水珠等现象的灭菌包。

10. **大修**（major repair） 超出该设备常规维护保养范围，显著影响该设备性能的维修操作。

示例1：压力蒸汽灭菌器大修如更换真空泵、与腔体相连的阀门、大型供汽管道、控制系统等。

示例2：清洗消毒器大修如更换水泵、清洗剂供给系统、加热系统、控制系统等。

第四节　设备及器械名称规范术语和定义

1. **超声波清洗器**（ultrasonic cleaner） 利用超声波在水中振荡产生"空化效应"进行清洗的设备。

2. **清洗消毒器**（washer-disinfector） 用于清洗消毒诊疗器械、器具和物品的设备。

3. **小型蒸汽灭菌器**（small steam sterilizer） 容积小于60L的压力蒸汽灭菌器。

4. **快速压力蒸汽灭菌**（flash sterilization） 专门用于处理立即使用物品的压力蒸汽灭菌过程。

5. **精密器械**（delicate instruments） 结构精细、复杂、易损，对清洗、消毒、灭菌处理有特殊方法和技术要求的医疗器械。

6. **管腔器械**（hollow device） 含有管腔，其直径≥2mm，且其腔体中的任何一点距其与外界相通的开口处的距离≤其内直径的1 500倍的器械。

7. **硬式内镜器械**（rigid endoscope） 指用于疾病诊断和治疗的不可弯曲的内镜及相匹配的导光束、器械、附件、超声刀系统、电凝系统等。

8. **软式内镜**（flexible endoscope） 用于疾病诊断、治疗的可弯曲的内镜。

9. **植入物**（implant） 放置于外科操作形成的或者生理存在的体腔中，留存时间为30天或者以上的可植入性医疗器械。

注：此处特指非无菌、需要医院进行清洗消毒与灭菌的植入性医疗器械。

10. **外来医疗器械**（loaner） 由器械供应商租借给医院可重复使用、主要用于与植入物相关手术的器械。

11. **口腔器械**（dental devices） 用于预防、诊断、治疗口腔疾患和口腔保健的可重复使用器械、器具和物品。

12. **牙科小器械**（small dental devices） 规格较小的牙科器械，如各种型号车针、根管器具等。

13. **牙科手机**（dental handpiece） 用于向牙科工具或器具传递（带转换或不带转换）工作所需能量的手持工具夹。

14. **根管器具**（root-canal instruments） 用于对根管进行探查、穿透、预备和填充的器具，如根管锉、根管扩大器、根管光滑髓针等。

15. **牙洁治器**（dental scaler） 专门设计和 / 或用于清除牙齿表面牙垢的手动或电动牙科器械。

（陈爱琴）

第九章

规范和标准

学习目的

通过本章学习，明确 CSSD 各项工作的依据与标准，通过标准的落实，以最经济的成本，保证产品质量和服务水平。

学习要点

1. 掌握强制性卫生行业标准。
2. 熟悉推荐性卫生行业标准及国家标准。
3. 了解相关行业标准。

本章概述

本章将介绍 5 个与消毒供应中心密切相关的强制性卫生行业标准，6 个推荐性卫生行业标准，31 个国家标准及 14 个相关行业标准。以上标准是消毒供应中心管理制度、工作指南及操作规程制定的依据和质量标准。

第一节 强制性卫生行业标准

一、《医院消毒供应中心 第 1 部分：管理规范》(WS 310.1—2016)

前言

本部分 4.1.2、4.1.5、4.1.7、7.2.1、7.2.6、8.6、10.2 为推荐性条款，其余为强制性条款。

1 范围

WS 310 的本部分规定了医院消毒供应中心（central sterile supply department，CSSD）管理要求、基本原则、人员要求、建筑要求、设备设施、耗材要求及水与蒸汽质量要求。

本部分适用于医院和为医院提供消毒灭菌服务的消毒服务机构。

2 规范性引用文件

下列文件对于本文件的应用是必不可少的。凡是注日期的引用文件，仅注日期的版本适用于本文件。凡是不注日期的引用文件，其最新版本（包括所有的修改单）适用于本文件。

GB 5749 生活饮用水卫生标准

GB/T 19633 最终灭菌医疗器械的包装

GBZ2.1 工作场所有害因素职业接触限制 第 1 部分：化学有害因素

WS 310.2 医院消毒供应中心 第 2 部分：清洗消毒灭菌技术操作规范

WS 310.3 医院消毒供应中心 第 3 部分：清洗消毒及灭菌效果监测标准

WS/T 367 医疗机构消毒技术规范

YY/T 0698.2 最终灭菌医疗器械包装材料 第 2 部分：灭菌包裹材料 要求和试验方法

YY/T 0698.4 最终灭菌医疗器械包装材料 第 4 部分：纸袋 要求和试验方法

YY/T 0698.5 最终灭菌医疗器械包装材料 第 5 部分：透气材料与塑料膜组成的可密封组合袋和卷材 要求和试验方法

YY/T 0698.8 最终灭菌医疗器械包装材料 第 8 部分：蒸汽灭菌器用重复性使用灭菌容器 要求和试验方法

3 术语和定义

WS 310.2、WS 310.3 界定的以及下列术语和定义适用于本文件。

3.1

消毒供应中心 central sterile supply department；CSSD

医院内承担各科室所有重复使用诊疗器械、器具和物品清洗、消毒、灭菌以及无菌物品供应的部门。

3.2

CSSD 集中管理 central management

CSSD 面积满足需求，重复使用的诊疗器械、器具和物品回收至 CSSD 集中进行清洗、消毒或灭菌的管理方式；如院区分散、CSSD 分别设置，或现有 CSSD 面积受限，已在手术室设置清洗消毒区域的医院，其清洗、消毒或灭菌工作集中由 CSSD 统一管理，依据 WS 310.1 ~ WS 310.3 进行规范处置的也属集中管理。

3.3

去污区 decontamination area

CSSD 内对重复使用的诊疗器械、器具和物品，进行回收、分类、清洗、消毒（包括运送器具的清洗消毒等）的区域，为污染区域。

3.4

检查包装及灭菌区 inspection，packing and sterilization area

CSSD 内对去污后的诊疗器械、器具和物品，进行检查、装配、包装及灭菌（包括敷料制作等）的区域，为清洁区域。

3.5

无菌物品存放区 sterile storage area

CSSD 内存放、保管、发放无菌物品的区域，为清洁区域。

3.6

去污 decontamination

去除被处理物品上的有机物、无机物和微生物的过程。

3.7

植入物 implant

放置于外科操作形成的或者生理存在的体腔中，留存时间为 30d 或者以上的可植入性医疗器械。

注：本标准特指非无菌、需要医院进行清洗消毒与灭菌的植入性医疗器械。

3.8

外来医疗器械 loaner

由器械供应商租借给医院可重复使用，主要用于与植入物相关手术的器械。

4 管理要求

4.1 医院

4.1.1 应采取集中管理的方式，对所有需要消毒或灭菌后重复使用的诊疗器械、器具和物品由 CSSD 负责回收、清洗、消毒、灭菌和供应。

4.1.2 内镜、口腔器械的清洗消毒，可以依据国家相关标准进行处理，也可集中由 CSSD 统一清洗、消毒和 / 或灭菌。

4.1.3 CSSD 应在院领导或相关职能部门的直接领导下开展工作。

4.1.4 应将 CSSD 纳入本机构的建设规划，使之与本机构的规模、任务和发展规划相适应；应将消毒供应工作管理纳入医疗质量管理，保障医疗安全。

4.1.5 宜将 CSSD 纳入本机构信息化建设规划，采用数字化信息系统对 CSSD 进行管理。CSSD 信息系统基本要求参见附录 A。

4.1.6 医院对植入物与外来医疗器械的处置及管理应符合以下要求：

a）应以制度明确相关职能部门、临床科室、手术室、CSSD 在植入物与外来医疗器械的管理、交接和清洗、消毒、灭菌及提前放行过程中的责任。

b）使用前应由本院 CSSD（或依据 4.1.8 规定与本院签约的消毒服务机构）遵照 WS 310.2 和 WS 310.3 的规定清洗、消毒、灭菌与监测；使用后应经 CSSD 清洗消毒方可交还。

c）应与器械供应商签订协议，要求其做到：

1）提供植入物与外来医疗器械的说明书（内容应包括清洗、消毒、包装、灭菌方法与参数）；

2）应保证足够的处置时间，择期手术最晚应于术前日 15 时前将器械送达 CSSD，急诊手术应及时送达。

d）应加强对 CSSD 人员关于植入物与外来医疗器械处置的培训。

4.1.7 鼓励符合要求并有条件医院的 CSSD 为附近医疗机构提供消毒供应服务。

4.1.8 采用其他医院或消毒服务机构提供消毒灭菌服务的医院，消毒供应管理应符合以下要求：

a）应对提供服务的医院或消毒服务机构的资质（包括具有医疗机构执业许可证或工商营业执照，并符合环保等有关部门管理规定）进行审核；

b）应对其 CSSD 分区、布局、设备设施、管理制度（含突发事件的应急预案）及诊疗器械回收、运输、清洗、消毒、灭菌操作流程等进行安全风险评估，签订协议，明确双方的职责；

c）应建立诊疗器械、器具和物品交接与质量检查及验收制度，并设专人负责；

d）应定期对其清洗、消毒、灭菌工作进行质量评价；

e）应及时向消毒服务机构反馈质量验收、评价及使用过程存在的问题，并要求落实改进措施。

4.2 相关部门管理职责与要求

4.2.1 应在主管院长领导下，在各自职权范围内，履行对 CSSD 的相应管理职责。

4.2.2 主管部门应履行以下职责：

a）会同相关部门，制订落实 CSSD 集中管理的方案与计划，研究、解决实施中的问题；

b）会同人事管理部门，根据 CSSD 的工作量合理调配工作人员；

c）负责 CSSD 清洗、消毒、包装、灭菌等工作的质量管理，制定质量指标，并进行检查与评价；

d）建立并落实对 CSSD 人员的岗位培训制度；将消毒供应专业知识、医院感染相关预防与控制知识及相关的法律、法规纳入 CSSD 人员的继续教育计划，并为其学习、交流创造条件。

4.2.3 护理管理、医院感染管理、设备及后勤管理等部门还应履行以下职责：

a）对 CSSD 清洗、消毒、灭菌工作和质量监测进行指导和监督，定期进行检查与评价；

b）发生可疑医疗器械所致的医源性感染时，组织、协调 CSSD 和相关部门进行调查分析，提出改进措施；

c）对 CSSD 新建、改建与扩建的设计方案进行卫生学审议；对清洗消毒与灭菌设备的配置与性能要求提出意见；

d）负责设备购置的审核（合格证、技术参数）；建立对厂家设备安装、检修的质量审核、验收制度；专人负责 CSSD 设备的维护和定期检修，并建立设备档案；

e）保证 CSSD 的水、电、压缩空气及蒸汽的供给和质量，定期进行设施、管道的维护和检修；

f）定期对 CSSD 所使用的各类数字仪表如压力表、温度表等进行校验，并记录备查。

4.2.4 物资供应、教育及科研等其他部门，应在 CSSD 主管院长或职能部门的协调下履行相关职责，保障 CSSD 的工作需要。

4.3 消毒供应中心

4.3.1 应建立健全岗位职责、操作规程、消毒隔离、质量管理、监测、设备管理、器械管理及职业安全防护等管理制度和突发事件的应急预案。

4.3.2 应建立植入物与外来医疗器械专岗负责制，人员应相对固定。

4.3.3 应建立质量管理追溯制度，完善质量控制过程的相关记录。

4.3.4 应定期对工作质量进行分析，落实持续改进。

4.3.5 应建立与相关科室的联系制度，并主要做好以下工作：

a）主动了解各科室专业特点、常见的医院感染及原因，掌握专用器械、用品的结构、材质特点和处理要点；

b）对科室关于灭菌物品的意见有调查、反馈、落实，并有记录。

5 基本原则

5.1 CSSD 的清洗消毒及监测工作应符合 WS 310.2 和 WS 310.3 的规定。

5.2 诊疗器械、器具和物品使用后应及时清洗、消毒、灭菌，再处应符合以下要求：

a）进入人体无菌组织、器官、腔隙，或接触人体破损的皮肤和黏膜的诊疗器械、器具和物品应进行灭菌；

b）接触完整皮肤、黏膜的诊疗器械、器具和物品应进行消毒；

c）被朊病毒、气性坏疽及突发原因不明的传染病病原体污染的诊疗器械、器具和物品，应执行 WS/T 367 的规定。

6 人员要求

6.1 医院应根据 CSSD 的工作量及各岗位需求，科学、合理配置具有执业资格的护士、消毒员和其他工作人员。

6.2 CSSD 的工作人员应当接受与其岗位职责相应的岗位培训，正确掌握以下知识与技能：

a）各类诊疗器械、器具和物品的清洗、消毒、灭菌的知识与技能；

b）相关清洗消毒、灭菌设备的操作规程；

c）职业安全防护原则和方法；

d）医院感染预防与控制的相关知识；

e）相关的法律、法规、标准、规范。

6.3 应建立 CSSD 工作人员的继续教育制度，根据专业进展，开展培训，更新知识。

7 建筑要求

7.1 基本原则

医院 CSSD 的新建、扩建和改建，应遵循医院感染预防与控制的原则，遵守国家法律法规对医院建筑和职业防护的相关要求，进行充分论证。

7.2 基本要求

7.2.1 CSSD 宜接近手术室、产房和临床科室，或与手术室之间有物品直接传递专用通道，不宜建在地下室或半地下室。

7.2.2 周围环境应清洁、无污染源，区域相对独立；内部通风、采光良好。

7.2.3 建筑面积应符合医院建设方面的有关规定并与医院的规模、性质、任务相适应，兼顾未来发展规划的需要。

7.2.4 建筑布局应分为辅助区域和工作区域。辅助区域包括工作人员更衣室、值班室、办公室、休息室、卫生间等。工作区域包括去污区、检查包装及灭菌区（含独立的敷料制备或包装间）和无菌物品存放区。

7.2.5 工作区域划分应遵循以下基本原则：

a）物品由污到洁，不交叉、不逆流；

b）空气流向由洁到污；采用机械通风的，去污区保持相对负压，检查包装及灭菌区保持相对正压。

7.2.6 工作区域温度、相对湿度、机械通风的换气次数宜符合表 9-1 要求；照明宜符合表 9-2 的要求。

表 9-1 工作区域温度、相对湿度及机械通风换气次数要求

工作区域	温度 /℃	相对湿度 /%	换气次数 / 次·h⁻¹
去污区	16 ~ 21	30 ~ 60	≥ 10
检查包装及灭菌区	20 ~ 23	30 ~ 60	≥ 10
无菌物品存放区	低于 24	低于 70	4 ~ 10

表 9-2 工作区域照明要求

工作面 / 功能	最低照度 /lx	平均照度 /lx	最高照度 /lx
普通检查	500	750	1 000
精细检查	1 000	1 500	2 000
清洗池	500	750	1 000
普通工作区域	200	300	500
无菌物品存放区域	200	300	500

7.2.7 工作区域中化学物质浓度应符合 GBZ2.1 的要求。

7.2.8 工作区域设计与材料要求，应符合以下要求：

a）去污区、检查包装及灭菌和无菌物品存放区之间应设实际屏障。

b）去污区与检查包装及灭菌区之间应设物品传递窗；并分别设人员出入缓冲间（带）。

c）缓冲间（带）应设洗手设施，采用非手触式水龙头开关。无菌物品存放区内不应设洗手池。

d）检查包装及灭菌区设专用洁具间的应采用封闭式设计。

e）工作区域的天花板、墙壁应无裂隙，不落尘，便于清洗和消毒；地面与墙面踢脚及所有阴角均应为弧形设计；电源插座应采用防水安全型；地面应防滑、易清洗、耐腐蚀；地漏应采用防返溢式；污水应集中至医院污水处理系统。

7.3 采用院外服务的要求

采用其他医院或消毒服务机构提供消毒灭菌服务的医院，应分别设污染器械收集暂存间及灭菌物品交接发放间。两房间应互不交叉、相对独立。

8 设备设施

8.1 清洗消毒设备及设施：医院应根据 CSSD 的规模、任务及工作量，合理配置清洗消毒设备及配套设施。设备设施应符合国家相关规定。

应配有污物回收器具、分类台、手工清洗池、压力水枪、压力气枪、超声清洗装置、

干燥设备及相应清洗用品等。

应配备机械清洗消毒设备。

8.2 检查、包装设备：应配有器械检查台、包装台、器械柜、敷料柜、包装材料切割机、医用热封机、清洁物品装载设备及带光源放大镜、压力气枪、绝缘检测仪等。

8.3 灭菌设备及设施：应配有压力蒸汽灭菌器、无菌物品装、卸载设备等。根据需要配备灭菌蒸汽发生器、干热灭菌和低温灭菌及相应的监测设备。各类灭菌设备应符合国家相关标准，并设有配套的辅助设备。

8.4 应配有水处理设备。

8.5 储存、发放设施：应配备无菌物品存放设施及运送器具等。

8.6 宜在环氧乙烷、过氧化氢低温等离子、低温甲醛蒸汽灭菌等工作区域配置相应环境有害气体浓度超标报警器。

8.7 防护用品：根据工作岗位的不同需要，应配备相应的个人防护用品，包括圆帽、口罩、隔离衣或防水围裙、手套、专用鞋、护目镜、面罩等。去污区应配置洗眼装置。

9 耗材要求

9.1 医用清洗剂：应符合国家相关标准和规定。根据器械的材质、污染物种类，选择适宜的清洗剂，使用遵循厂家产品说明书。

9.2 碱性清洗剂：pH > 7.5，对各种有机物有较好的去除作用，对金属腐蚀性小，不会加快返锈的现象。

9.3 中性清洗剂：pH 6.5 ~ 7.5，对金属无腐蚀。

9.4 酸性清洗剂：pH < 6.5，对无机固体粒子有较好的溶解去除作用，对金属物品的腐蚀性小。

9.5 酶清洗剂：含酶的清洗剂，有较强的去污能力，能快速分解蛋白质等多种有机污染物。

9.6 消毒剂：应符合国家相关标准和规定，并对器械腐蚀性较低。

9.7 医用润滑剂：应为水溶性，与人体组织有较好的相容性。不应影响灭菌介质的穿透性和器械的机械性能。

9.8 包装材料：最终灭菌医疗器械包装材料应符合 GB/T 19633 的要求。皱纹纸、无纺布、纺织品还应符合 YY/T 0698.2 的要求；纸袋还应符合 YY/T 0698.4 的要求；纸塑袋还应符合 YY/T 0698.5 的要求；硬质容器还应符合 YY/T 0698.8 的要求。

普通棉布应为非漂白织物，除四边外不应有缝线，不应缝补；初次使用前应高温洗涤，脱脂去浆。

开放式储槽不应用作无菌物品的最终灭菌包装材料。

9.9 消毒灭菌监测材料：应符合国家相关标准和规定，在有效期内使用。自制测试标准包应符合 WS/T 367 的相关要求。

10 水与蒸汽质量要求

10.1 清洗用水：应有自来水、热水、软水、经纯化的水供应。自来水水质应符合 GB 5749 的规定；终末漂洗用水的电导率应 ≤ 15μS/cm（25 ℃）。

10.2 灭菌蒸汽：灭菌蒸汽供给水的质量指标见附录 B 的 B.1。蒸汽冷凝物用于反映压力蒸汽灭菌器蒸汽的质量，主要指标见附录 B 的 B.2。

附录 A
（资料性附录）
CSSD 信息系统基本要求

A.1 CSSD 信息系统基本功能要求

CSSD 信息系统基本功能包括管理功能和质量追溯功能。

管理功能内容如下：

a）CSSD 人员管理功能，至少包括人员权限设置，人员培训等；

b）CSSD 物资管理功能，至少包括无菌物品预订、储存、发放管理、设备管理、手术器械管理、外来医疗器械与植入物管理等；

c）CSSD 分析统计功能，至少包括成本核算、人员绩效统计等；

d）CSSD 质量控制功能，至少包括预警功能等。

CSSD 质量可追溯功能内容如下：

a）记录复用无菌物品处理各环节的关键参数，包括回收、清洗、消毒、检查包装、灭菌、储存发放、使用等信息，实现可追溯；

b）追溯功能通过记录监测过程和结果（监测内容参照 WS 310.3），对结果进行判断，提示预警或干预后续相关处理流程。

A.2 CSSD 信息系统技术要求

A.2.1 对追溯的复用无菌用品设置唯一性编码。

A.2.2 在各追溯流程点（工作操作岗位）设置数据采集终端，进行数据采集形成闭环记录。

A.2.3 追溯记录应客观、真实、及时，错误录入更正需有权限并留有痕迹。

A.2.4 记录关键信息内容包括：操作人、操作流程、操作时间、操作内容等。

A.2.5 手术器械包的标识随可追溯物品回到 CSSD。

A.2.6 追溯信息至少能保留 3 年。

A.2.7 系统具有和医院相关信息系统对接的功能。

A.2.8 系统记录清洗、消毒、灭菌关键设备运行参数。

A.2.9 系统具有备份防灾机制。

附录 B

（资料性附录）

压力蒸汽灭菌器蒸汽供给水与蒸汽冷凝物质量指标

B.1 压力蒸汽灭菌器供给水质量指标参见表 9-3。

表 9-3　压力蒸汽灭菌器供给水的质量指标

项目	指标
蒸发残留	≤ 10mg/L
氧化硅（SiO_2）	≤ 1mg/L
铁	≤ 0.2mg/L
镉	≤ 0.005mg/L
铅	≤ 0.05mg/L
除铁、镉、铅以外的其他重金属	≤ 0.1mg/L
氯离子（Cl^-）	≤ 2mg/L
磷酸盐（P_2O_5）	≤ 0.5mg/L
电导率（25℃时）	≤ 5 μS/cm
pH	5.0 ~ 7.5
外观	无色、洁净、无沉淀
硬度（碱性金属离子的总量）	≤ 0.02mmol/L

B.2 压力蒸汽灭菌器蒸汽冷凝物质量指标参见表 9-4。

表 9-4　蒸汽冷凝物的质量指标

项目	指标
氧化硅（SiO_2）	≤ 0.1mg/L
铁	≤ 0.1mg/L
镉	≤ 0.005mg/L
铅	≤ 0.05mg/L
除铁、镉、铅以外的重金属	≤ 0.1mg/L
氯离子（Cl^-）	≤ 0.1mg/L
磷酸盐（P_2O_5）	≤ 0.1mg/L

项目	指标
电导率(25℃时)	≤ 3 μS/cm
pH	5 ~ 7
外观	无色、洁净、无沉淀
硬度(碱性金属离子的总量)	≤ 0.02mmol/L

二、《医院消毒供应中心 第2部分：清洗消毒及灭菌技术操作规范》(WS 310.2—2016)

前言

本部分 5.5.1、5.5.2、5.5.3、5.7.5、5.7.7、5.7.8、5.8.1.4、5.8.1.8 b）2）、5.8.1.8 b）5）、5.9.5 a）、5.9.5 c）为推荐性条款，其余为强制性条款。

1 范围

WS 310 的本部分规定了医院消毒供应中心（central sterile supply department，CSSD）的诊疗器械、器具和物品处理的基本要求、操作流程。

本部分适用于医院和为医院提供消毒灭菌服务的消毒服务机构。

2 规范性引用文件

下列文件对于本文件的应用是必不可少的。凡是注日期的引用文件，仅注日期的版本适用于本文件。凡是不注日期的引用文件，其最新版本（包括所有的修改单）适用于本文件。

GB/T 5750.5 生活饮用水检验标准方法 无机非金属指标

GB/T 19633 最终灭菌医疗器械的包装

WS 310.1 医院消毒供应中心 第1部分：管理规范

WS 310.3 医院消毒供应中心 第3部分：清洗消毒及灭菌效果监测标准

WS/T 367 医疗机构消毒技术规范

3 术语和定义

WS 310.1、WS 310.3 界定的以及下列术语和定义适用于本文件。

3.1

清洗 cleaning

去除医疗器械、器具和物品上污物的全过程，流程包括冲洗、洗涤、漂洗和终末漂洗。

3.2

冲洗 flushing

使用流动水去除器械、器具和物品表面污物的过程。

3.3

洗涤 washing

使用含有化学清洗剂的清洗用水，去除器械、器具和物品污染物的过程。

3.4

漂洗 rinsing

用流动水冲洗洗涤后器械、器具和物品上残留物的过程。

3.5

终末漂洗 final rinsing

用经纯化的水对漂洗后的器械、器具和物品进行最终的处理过程。

3.6

超声波清洗器 ultrasonic cleaner

利用超声波在水中振荡产生"空化效应"进行清洗的设备。

3.7

清洗消毒器 washer-disinfector

用于清洗消毒诊疗器械、器具和物品的设备。

3.8

闭合 closure

用于关闭包装而没有形成密封的方法。例如反复折叠，以形成一弯曲路径。

3.9

密封 sealing

包装层间连接的结果。

注：密封可以采用诸如粘合剂或热熔法。

3.10

闭合完好性 closure integrity

闭合条件能确保该闭合至少与包装上的其他部分具有相同的阻碍微生物进入的程度。

3.11

包装完好性 package integrity

包装未受到物理损坏的状态。

3.12

湿热消毒 moist heat disinfection

利用湿热使菌体蛋白质变性或凝固，酶失去活性，代谢发生障碍，致使细胞死亡。包括煮沸消毒法、巴斯德消毒法和低温蒸汽消毒法。

3.13

A₀ 值   A₀ value

评价湿热消毒效果的指标，指当以 Z 值表示的微生物杀灭效果为 10K 时，温度相当于 80℃的时间（秒）。

3.14

湿包 wet pack

经灭菌和冷却后，肉眼可见包内或包外存在潮湿、水珠等现象的灭菌包。

3.15

精密器械 delicate instruments

结构精细、复杂、易损，对清洗、消毒、灭菌处理有特殊方法和技术要求的医疗器械。

3.16

管腔器械 hollow device

含有管腔，其直径≥ 2mm，且其腔体中的任何一点距其与外界相通的开口处的距离≤其内直径的 1 500 倍的器械。

4 诊疗器械、器具和物品处理的基本要求

4.1 通常情况下应遵循先清洗后消毒的处理程序。被朊毒体、气性坏疽及突发原因不明的传染病病原体污染的诊疗器械、器具和物品应遵循 WS/T 367 的规定进行处理。

4.2 应根据 WS 310.1 的规定，选择清洗、消毒或灭菌处理方法。

4.3 清洗、消毒、灭菌效果的监测应符合 WS 310.3 的规定。

4.4 耐湿、耐热的器械、器具和物品，应首选热力消毒或灭菌方法。

4.5 应遵循标准预防的原则进行清洗、消毒、灭菌，CSSD 人员防护着装要求应符合附录 A 的规定。

4.6 设备、器械、物品及耗材使用应遵循生产厂家的使用说明或指导手册。

4.7 外来医疗器械及植入物的处置应符合以下要求：

a）CSSD 应根据手术通知单接收外来医疗器械及植入物；依据器械供应商提供的器械清单，双方共同清点核查、确认、签名，记录应保存备查。

b）应要求器械供应商送达的外来医疗器械、植入物及盛装容器清洁。

c）应遵循器械供应商提供的外来医疗器械与植入物的清洗、消毒、包装、灭菌方法和参数。急诊手术器械应及时处理。

d）使用后的外来医疗器械，应由 CSSD 清洗消毒后方可交器械供应商。

5 诊疗器械、器具和物品处理的操作流程

5.1 回收

5.1.1 使用者应将重复使用的诊疗器械、器具和物品与一次性使用物品分开放置；重复使用的诊疗器械、器具和物品直接置于封闭的容器中，精密器械应采用保护措施，由 CSSD

集中回收处理；被朊病毒、气性坏疽及突发原因不明的传染病病原体污染的诊疗器械、器具和物品，使用者应双层封闭包装并标明感染性疾病名称，由 CSSD 单独回收处理。

5.1.2 使用者应在使用后及时去除诊疗器械、器具和物品上的明显污物，根据需要做保湿处理。

5.1.3 不应在诊疗场所对污染的诊疗器械、器具和物品进行清点，应采用封闭方式回收，避免反复装卸。

5.1.4 回收工具每次使用后应清洗、消毒，干燥备用。

5.2 分类

5.2.1 应在 CSSD 的去污区进行诊疗器械、器具和物品的清点、核查。

5.2.2 应根据器械物品材质、精密程度等进行分类处理。

5.3 清洗

5.3.1 清洗方法包括机械清洗、手工清洗。

5.3.2 机械清洗适用于大部分常规器械的清洗。手工清洗适用于精密、复杂器械的清洗和有机物污染较重器械的初步处理。

5.3.3 清洗步骤包括冲洗、洗涤、漂洗、终末漂洗。清洗操作及注意事项应符合附录 B 的要求。

5.3.4 精密器械的清洗，应遵循生产厂家提供的使用说明或指导手册。

5.4 消毒

5.4.1 清洗后的器械、器具和物品应进行消毒处理。方法首选机械湿热消毒，也可采用 75% 乙醇、酸性氧化电位水或其他消毒剂进行消毒。

5.4.2 湿热消毒应采用经纯化的水，电导率 < 15μS/cm（25℃）。

5.4.3 湿热消毒方法的温度、时间应符合表 9-5 的要求。消毒后直接使用的诊疗器械、器具和物品，湿热消毒温度应 ≥ 90 ℃，时间 ≥ 5 分钟，或 A_0 值 ≥ 3 000；消毒后继续灭菌处理的，其湿热消毒温度应 ≥ 90 ℃，时间 ≥ 1 分钟，或 A_0 值 ≥ 600。

表 9-5 湿热消毒的温度与时间

湿热消毒方法	温度 /℃	最短消毒时间 /min
消毒后直接使用	93	2.5
	90	5
消毒后继续灭菌处理	90	1
	80	10
	75	30
	70	100

5.4.4 酸性氧化电位水的应用见附录 C；其他消毒剂的应用遵循产品说明书。

5.5 干燥

5.5.1 宜首选干燥设备进行干燥处理。根据器械的材质选择适宜的干燥温度，金属类干燥温度 70～90℃；塑胶类干燥温度 65～75℃。

5.5.2 不耐热器械、器具和物品可使用消毒的低纤维絮擦布、压力气枪或 ≥ 95% 乙醇进行干燥处理。

5.5.3 管腔器械内的残留水迹，可用压力气枪等进行干燥处理。

5.5.4 不应使用自然干燥方法进行干燥。

5.6 器械检查与保养

5.6.1 应采用目测或使用带光源放大镜对干燥后的每件器械、器具和物品进行检查。器械表面及其关节、齿牙处应光洁，无血渍、污渍、水垢等残留物质和锈斑；功能完好，无损毁。

5.6.2 清洗质量不合格的，应重新处理；器械功能损毁或锈蚀严重，应及时维修或报废。

5.6.3 带电源器械应进行绝缘性能等安全性检查。

5.6.4 应使用医用润滑剂进行器械保养。不应使用液状石蜡等非水溶性的产品作为润滑剂。

5.7 包装

5.7.1 包装应符合 GB/T 19633 的要求。

5.7.2 包装包括装配、包装、封包、注明标识等步骤。器械与敷料应分室包装。

5.7.3 包装前应依据器械装配的技术规程或图示，核对器械的种类、规格和数量。

5.7.4 手术器械应摆放在篮筐或有孔的托盘中进行配套包装。

5.7.5 手术所用盘、盆、碗等器皿，宜与手术器械分开包装。

5.7.6 剪刀和血管钳等轴节类器械不应完全锁扣。有盖的器皿应开盖，摞放的器皿间应用吸湿布、纱布或医用吸水纸隔开，包内容器开口朝向一致；管腔类物品应盘绕放置，保持管腔通畅；精细器械、锐器等应采取保护措施。

5.7.7 压力蒸汽灭菌包重量要求：器械包重量不宜超过 7kg，敷料包重量不宜超过 5kg。

5.7.8 压力蒸汽灭菌包体积要求：下排气压力蒸汽灭菌器不宜超过 30cm×30cm×25cm；预真空压力蒸汽灭菌器不宜超过 30cm×30cm×50cm。

5.7.9 包装方法及要求：灭菌物品包装分为闭合式包装和密封式包装。包装方法和要求如下：

a）手术器械若采用闭合式包装方法，应由 2 层包装材料分 2 次包装。

b）密封式包装方法应采用纸袋、纸塑袋等材料。

c）硬质容器的使用与操作，应遵循生产厂家的使用说明或指导手册，并符合附录 D

的要求。每次使用后应清洗、消毒和干燥。

d）普通棉布包装材料应一用一清洗，无污渍，灯光检查无破损。

5.7.10 封包要求如下：

a）包外应设有灭菌化学指示物。高度危险性物品灭菌包内还应放置包内化学指示物；如果透过包装材料可直接观察包内灭菌化学指示物的颜色变化，则不必放置包外灭菌化学指示物。

b）闭合式包装应使用专用胶带，胶带长度应与灭菌包体积、重量相适宜，松紧适度。封包应严密，保持闭合完好性。

c）纸塑袋、纸袋等密封包装其密封宽度应 ≥ 6mm，包内器械距包装袋封口处应 ≥ 2.5cm。

d）医用热封机在每日使用前应检查参数的准确性和闭合完好性。

e）硬质容器应设置安全闭锁装置，无菌屏障完整性破坏后应可识别。

f）灭菌物品包装的标识应注明物品名称、包装者等内容。灭菌前注明灭菌器编号、灭菌批次、灭菌日期和失效日期等相关信息。标识应具有可追溯性。

5.8 灭菌

5.8.1 压力蒸汽灭菌

5.8.1.1 耐湿、耐热的器械、器具和物品应首选压力蒸汽灭菌。

5.8.1.2 应根据待灭菌物品选择适宜的压力蒸汽灭菌器和灭菌程序。常规灭菌周期包括预排气、灭菌、后排汽和干燥等过程。快速压力蒸汽灭菌程序不应作为物品的常规灭菌程序，应在紧急情况下使用，使用方法应遵循 WS/T 367 的要求。

5.8.1.3 灭菌器操作方法应遵循生产厂家的使用说明或指导手册。

5.8.1.4 压力蒸汽灭菌器蒸汽和水的质量参见 WS 310.1 附录 B。

5.8.1.5 管腔器械不应使用下排气压力蒸汽灭菌方式进行灭菌。

5.8.1.6 压力蒸汽灭菌器灭菌参数见表 9-6。

表 9-6　压力蒸汽灭菌器灭菌参数

设备类别	物品类别	灭菌设定温度 /℃	最短灭菌时间 / min	压力参考范围 / kPa
下排气式	敷料	121	30	102.8 ~ 122.9
	器械		20	
预真空式	器械、敷料	132	4	184.4 ~ 210.7
		134		201.7 ~ 229.3

5.8.1.7 硬质容器和超大超重包装，应遵循厂家提供的灭菌参数。

5.8.1.8 压力蒸汽灭菌器操作程序包括灭菌前准备、灭菌物品装载、灭菌操作、无菌物品卸载和灭菌效果的监测等步骤。具体如下：

a）灭菌前准备：

1）每天设备运行前应进行安全检查，包括灭菌器压力表处在"零"的位置；记录打印装置处于备用状态；灭菌器柜门密封圈平整无损坏，柜门安全锁扣灵活、安全有效；灭菌柜内冷凝水排出口通畅，柜内壁清洁；电源、水源、蒸汽、压缩空气等运行条件符合设备要求。

2）遵循产品说明书对灭菌器进行预热。

3）大型预真空压力蒸汽灭菌器应在每日开始灭菌运行前空载进行 B-D 试验。

b）灭菌物品装载：

1）应使用专用灭菌架或篮筐装载灭菌物品，灭菌包之间应留间隙；

2）宜将同类材质的器械、器具和物品，置于同一批次进行灭菌；

3）材质不相同时，纺织类物品应放置于上层、竖放，金属器械类放置于下层；

4）手术器械包、硬质容器应平放；盆、盘、碗类物品应斜放，玻璃瓶等底部无孔的器皿类物品应倒立或侧放；纸袋、纸塑包装物品应侧放；利于蒸汽进入和冷空气排出；

5）选择下排气压力蒸汽灭菌程序时，大包宜摆放于上层，小包宜摆放于下层。

c）灭菌操作：

应观察并记录灭菌时的温度、压力和时间等灭菌参数及设备运行状况。

d）无菌物品卸载：

1）从灭菌器卸载取出的物品，冷却时间 > 30 分钟；

2）应确认灭菌过程合格，结果应符合 WS 310.3 的要求；

3）应检查有无湿包，湿包不应储存与发放，分析原因并改进；

4）无菌包掉落地上或误放到不洁处应视为被污染。

e）灭菌效果的监测：

灭菌过程的监测应符合 WS 310.3 中相关规定。

5.8.2 干热灭菌

适用于耐热、不耐湿，蒸汽或气体不能穿透物品的灭菌，如玻璃、油脂、粉剂等物品的灭菌。灭菌程序、参数及注意事项应符合 WS/T 367 的规定，并应遵循生产厂家使用说明书。

5.8.3 低温灭菌

5.8.3.1 常用低温灭菌方法主要包括：环氧乙烷灭菌、过氧化氢低温等离子体灭菌、低温甲醛蒸气灭菌。

5.8.3.2 低温灭菌适用于不耐热、不耐湿的器械、器具和物品的灭菌。

5.8.3.3 应符合以下基本要求：

a）灭菌的器械、物品应清洗干净，并充分干燥；

b）灭菌程序、参数及注意事项符合 WS/T 367 的规定，并应遵循生产厂家使用说明书；

c）灭菌装载应利于灭菌介质穿透。

5.9 储存

5.9.1 灭菌后物品应分类、分架存放在无菌物品存放区。一次性使用无菌物品应去除外包装后，进入无菌物品存放区。

5.9.2 物品存放架或柜应距地面高度 ≥ 20cm，距离墙 ≥ 5cm，距天花板 ≥ 50cm。

5.9.3 物品放置应固定位置，设置标识。接触无菌物品前应洗手或手消毒。

5.9.4 消毒后直接使用的物品应干燥、包装后专架存放。

5.9.5 无菌物品存放要求如下：

a）无菌物品存放区环境的温度、湿度达到 WS 310.1 的规定时，使用普通棉布材料包装的无菌物品有效期宜为 14 天。

b）未达到环境标准时，使用普通棉布材料包装的无菌物品有效期不应超过 7 天。

c）医用一次性纸袋包装的无菌物品，有效期宜为 30 天；使用一次性医用皱纹纸、医用无纺布包装的无菌物品，有效期宜为 180 天；使用一次性纸塑袋包装的无菌物品，有效期宜为 180 天。硬质容器包装的无菌物品，有效期宜为 180 天。

5.10 无菌物品发放

5.10.1 无菌物品发放时，应遵循先进先出的原则。

5.10.2 发放时应确认无菌物品的有效性和包装完好性。植入物应在生物监测合格后，方可发放。紧急情况灭菌植入物时，使用含第 5 类化学指示物的生物 PCD 进行监测，化学指示物合格可提前放行，生物监测的结果应及时通报使用部门。

5.10.3 应记录无菌物品发放日期、名称、数量、物品领用科室、灭菌日期等。

5.10.4 运送无菌物品的器具使用后，应清洁处理，干燥存放。

附录 A

（规范性附录）

CSSD 人员防护及着装要求

CSSD 人员防护及着装要求见表 9-7。

表 9-7　CSSD 人员防护及着装要求

区域	操作	防护着装					
		圆帽	口罩	防护服 / 防水围裙	专用鞋	手套	护目镜 / 面罩
诊疗场所	污染物品回收	√	△			√	
去污区	污染器械分类、核对、机械清洗装载	√	√	√	√	√	△
	手工清洗器械和用具	√	√	√	√	√	√
检查、包装及灭菌区	器械检查、包装	√	△		√	△	
	灭菌物品装载	√			√		
	无菌物品卸载	√			√	△ ,#	
无菌物品存放区	无菌物品发放	√			√		

注 1 :"√"表示应使用。

注 2 :"△"表示可使用。

注 3 :# 表示具有防烫功能的手套。

附录 B

（规范性附录）

器械、器具和物品的清洗操作方法

B.1 手工清洗

B.1.1 操作程序

B.1.1.1 冲洗：将器械、器具和物品置于流动水下冲洗，初步去除污染物。

B.1.1.2 洗涤：冲洗后，应使用医用清洗剂浸泡后刷洗、擦洗。

B.1.1.3 漂洗：洗涤后，再用流动水冲洗或刷洗。

B.1.1.4 终末漂洗：应采用电导率≤ 15μS/cm（25℃）的水进行漂洗。

B.1.2 注意事项

B.1.2.1 手工清洗时水温宜为 15 ~ 30℃。

B.1.2.2 去除干涸的污渍应先用医用清洗剂浸泡，再刷洗或擦洗。有锈迹，应除锈。

B.1.2.3 刷洗操作应在水面下进行，防止产生气溶胶。

B.1.2.4 器械可拆卸的部分应拆开后清洗。

B.1.2.5 管腔器械宜先选用合适的清洗刷清洗内腔，再用压力水枪冲洗。

B.1.2.6 不应使用研磨型清洗材料和用具用于器械处理，应选用与器械材质相匹配的刷洗用具和用品。

B.2 超声波清洗器的操作方法

B.2.1 操作程序

B.2.1.1 清洗器内注入清洗用水，并添加医用清洗剂。水温应＜45℃。

B.2.1.2 冲洗：于流动水下冲洗器械，初步去除污染物。

B.2.1.3 洗涤：应将器械放入篮筐中，浸没在水面下，管腔内注满水。

B.2.1.4 超声清洗操作，应遵循器械和设备生产厂家的使用说明或指导手册。

B.2.2 注意事项

B.2.2.1 超声清洗可作为手工清洗或机械清洗的预清洗手段。

B.2.2.2 清洗时应盖好超声清洗机盖子，防止产生气溶胶。

B.2.2.3 应根据器械的不同材质选择相匹配的超声频率。

B.2.2.4 清洗时间不宜超过10分钟。

B.3 清洗消毒器的操作方法

B.3.1 每日设备运行前检查

B.3.1.1 应确认水、电、蒸汽、压缩空气达到设备工作条件，医用清洗剂的储量充足。

B.3.1.2 舱门开启应达到设定位置，密封圈完整；清洗的旋转臂转动灵活；喷淋孔无堵塞；清洗架进出轨道无阻碍。

B.3.1.3 应检查设备清洁状况，包括设备的内舱壁、排水网筛、排水槽、清洗架和清洗旋转臂等。

B.3.2 清洗物品装载

B.3.2.1 清洗物品应充分接触水流；器械轴节应充分打开；可拆卸的部分应拆卸后清洗；容器应开口朝下或倾斜摆放；根据器械类型使用专用清洗架和配件。

B.3.2.2 精密器械和锐利器械的装载应使用固定保护装置。

B.3.2.3 每次装载结束应检查清洗旋转臂，其转动情况，不应受到器械、器具和物品的阻碍。

B.3.3 设备操作运行

B.3.3.1 各类器械、器具和物品清洗程序的设置应遵循生产厂家的使用说明或指导手册。

B.3.3.2 应观察设备运行中的状态，其清洗旋转臂工作应正常，排水应通畅。

B.3.3.3 设备运行结束，应对设备物理参数进行确认，应符合设定程序的各项参数指标，并将其记录。

B.3.3.4 每日清洗结束时，应检查舱内是否有杂物。

B.3.4 注意事项

B.3.4.1 冲洗、洗涤、漂洗时应使用软水。冲洗阶段水温应＜45℃。

B.3.4.2 终末漂洗、消毒用水电导率应≤15μS/cm（25℃）。

144

B.3.4.3 终末漂洗程序中宜对需要润滑的器械使用医用润滑剂。

B.3.4.4 应根据清洗需要选择适宜的医用清洗剂，定期检查清洗剂用量是否准确。

B.3.4.5 每日清洗结束时，应清理舱内杂物，并做清洁处理。应定期做好清洗消毒器的保养。

附录 C

（规范性附录）

酸性氧化电位水应用指标与方法

C.1 使用范围

可用于手工清洗后不锈钢和其他非金属材质器械、器具和物品灭菌前的消毒。

C.2 主要有效成分指标要求

C.2.1 有效氯含量为 60mg/L ± 10mg/L。

C.2.2 pH 范围 2.0 ~ 3.0。

C.2.3 氧化还原电位（ORP）≥ 1 100mV。

C.2.4 残留氯离子 < 1 000mg/L。

C.3 使用方法

手工清洗后的待消毒物品，使用酸性氧化电位水流动冲洗或浸泡消毒 2 分钟，净水冲洗 30 秒，再按 5.5 ~ 5.8 进行处理。

C.4 注意事项

C.4.1 应先彻底清除器械、器具和物品上的有机物，再进行消毒处理。

C.4.2 酸性氧化电位水对光敏感，有效氯浓度随时间延长而下降，宜现制备现用。

C.4.3 储存应选用避光、密闭、硬质聚氯乙烯材质制成的容器。室温下贮存不超过 3d。

C.4.4 每次使用前，应在使用现场酸性氧化电位水出水口处，分别检测 pH 和有效氯浓度。检测数值应符合指标要求。

C.4.5 对铜、铝等非不锈钢的金属器械、器具和物品有一定的腐蚀作用，应慎用。

C.4.6 不得将酸性氧化电位水和其他药剂混合使用。

C.4.7 皮肤过敏人员操作时应戴手套。

C.4.8 酸性氧化电位水长时间排放可造成排水管路的腐蚀，故应每次排放后再排放少量碱性还原电位水或自来水。

C.5 酸性氧化电位水有效指标的检测

C.5.1 有效氯含量试纸检测方法：应使用精密有效氯检测试纸，其有效氯范围应与酸性氧化电位水的有效氯含量接近，具体使用方法见试纸使用说明书。

C.5.2 pH 试纸检测方法：应使用精密 pH 检测试纸，其 pH 范围应与酸性氧化电位水的 pH 接近，具体使用方法见 pH 试纸使用说明书。

C.5.3 氧化还原电位（ORP）的检测方法：开启酸性氧化电位水生成器，待出水稳定后，用 100ml 小烧杯接取酸性氧化电位水，立即进行检测。氧化还原电位检测可采用铂电极，在酸度计"mV"档上直接检测读数。具体使用方法见使用说明书。

C.5.4 氯离子检测方法：按使用说明书的要求开启酸性氧化电位水生成器，待出水稳定后，用 250ml 磨口瓶取酸性氧化电位水至瓶满后，立即盖好瓶盖，送实验室进行检测。采用硝酸银容量法或离子色谱法，详细方法见 GB/T 5750.5。

附录 D
（规范性附录）
硬质容器的使用与操作要求

D.1 硬质容器的组成

应由盖子、底座、手柄、灭菌标识卡槽、垫圈和灭菌剂孔组成。盖子应有可通过灭菌介质的阀门或过滤部件，并应具有无菌屏障功能。

D.2 使用原则

D.2.1 使用方法应遵循生产厂家说明书和提供的灭菌参数。

D.2.2 首次使用应进行灭菌过程有效性的测试，包括物理监测、化学监测、生物监测，并对器械干燥时间进行评估，检查有无湿包。

D.2.3 每次使用应进行清洗、消毒、干燥处理。

D.2.4 包装前应检查硬质容器的完整性：

a）盒盖、底座的边缘无变形，对合紧密。

b）盒盖垫圈平整、无脱落。

c）若通气系统使用滤纸和固定架，应检查固定架的稳定性，一次性滤纸应每次更换，重复使用的滤纸应检查有无破损，保持清洁；若通气系统使用阀门，应遵循生产厂家说明书检查阀门，包括通气阀、疏水阀。

d）闭锁装置完好，放置一次性锁扣（锁卡）封包。

三、《医院消毒供应中心 第3部分：清洗消毒及灭菌效果监测标准》（WS 310.3—2016）

前言

本部分 4.2.1.3、4.2.2.2.1、4.4.1.7、4.4.4.3.2 为推荐性条款，其余均为强制性条款。

1 范围

WS 310 的本部分规定了医院消毒供应中心（central sterile supply department，CSSD）消毒与灭菌效果监测的要求、方法、质量控制过程的记录与可追溯要求。

本部分适用于医院和为医院提供消毒灭菌服务的消毒服务机构。

2 规范性引用文件

下列文件对于本文件的应用是必不可少的。凡是注日期的引用文件，仅注日期的版本适用于本文件。凡是不注日期的引用文件，其最新版本（包括所有的修改单）适用于本文件。

GB 15982 医院消毒卫生标准

GB/T 20367 医疗保健产品灭菌　医疗保健机构湿热灭菌的确认和常规控制要求

GB/T 30690 小型压力蒸汽灭菌器灭菌效果监测方法和评价要求

WS 310.1 医院消毒供应中心　第 1 部分：管理规范

WS 310.2 医院消毒供应中心　第 2 部分：清洗消毒及灭菌技术操作规范

WS/T 367 医疗机构消毒技术规范

3 术语和定义

WS 310.1、WS 310.2 界定的以及下列术语和定义适用于本文件。

3.1

可追溯 traceability

对影响灭菌过程和结果的关键要素进行记录，保存备查，实现可追踪。

3.2

灭菌过程验证装置 process challenge device；PCD

对灭菌过程具有特定抗力的装置，用于评价灭菌过程的有效性。

3.3

清洗效果测试物 test soil

用于测试清洗效果的产品。

3.4

大修 major repair

超出该设备常规维护保养范围，显著影响该设备性能的维修操作。

示例 1：压力蒸汽灭菌器大修如更换真空泵、与腔体相连的阀门、大型供汽管道、控制系统等。

示例 2：清洗消毒器大修如更换水泵、清洗剂供给系统、加热系统、控制系统等。

3.5

小型蒸汽灭菌器 small steam sterilizer

体积小于 60L 的压力蒸汽灭菌器。

3.6

快速压力蒸汽灭菌 flash sterilization

专门用于处理立即使用物品的压力蒸汽灭菌过程。

4 监测要求及方法

4.1 通用要求

4.1.1 应专人负责质量监测工作。

4.1.2 应定期对医用清洗剂、消毒剂、清洗用水、医用润滑剂、包装材料等进行质量检查，检查结果应符合 WS 310.1 的要求。

4.1.3 应进行监测材料卫生安全评价报告及有效期等的检查，检查结果应符合要求。自制测试标准包应符合 WS/T 367 的有关要求。

4.1.4 应遵循设备生产厂家的使用说明或指导手册对清洗消毒器、封口机、灭菌器定期进行预防性维护与保养、日常清洁和检查。

4.1.5 应按照以下要求进行设备的检测：

a）清洗消毒器应遵循生产厂家的使用说明或指导手册进行检测；

b）压力蒸汽灭菌器应每年对灭菌程序的温度、压力和时间进行检测；

c）压力蒸汽灭菌器应定期对压力表和安全阀进行检测；

d）干热灭菌器应每年用多点温度检测仪对灭菌器各层内、中、外各点的温度进行检测；

e）低温灭菌器应每年定期遵循生产厂家的使用说明或指导手册进行检测；

f）封口机应每年定期遵循生产厂家的使用说明或指导手册进行检测。

4.2 清洗质量的监测

4.2.1 器械、器具和物品清洗质量的监测

4.2.1.1 日常监测

在检查包装时进行，应目测和／或借助带光源放大镜检查。清洗后的器械表面及其关节、齿牙应光洁，无血渍、污渍、水垢等残留物质和锈斑。

4.2.1.2 定期抽查

每月应至少随机抽查 3～5 个待灭菌包内全部物品的清洗质量，检查的内容同日常监测，并记录监测结果。

4.2.1.3 清洗效果评价

可定期采用定量检测的方法，对诊疗器械、器具和物品的清洗效果进行评价。

4.2.2 清洗消毒器及其质量的监测

4.2.2.1 日常监测

应每批次监测清洗消毒器的物理参数及运转情况，并记录。

4.2.2.2 定期监测

4.2.2.2.1 对清洗消毒器的清洗效果可每年采用清洗效果测试物进行监测。当清洗物品或清洗程序发生改变时，也可采用清洗效果测试指示物进行清洗效果的监测。

4.2.2.2.2 清洗效果测试物的监测方法应遵循生产厂家的使用说明或指导手册。

4.2.2.3 注意事项

清洗消毒器新安装、更新、大修、更换清洗剂、改变消毒参数或装载方法等时，应遵循生产厂家的使用说明或指导手册进行检测，清洗消毒质量检测合格后，清洗消毒器方可使用。

4.3 消毒质量的监测

4.3.1 湿热消毒

应监测、记录每次消毒的温度与时间或 A₀ 值。监测结果应符合 WS 310.2 的要求。应每年检测清洗消毒器的温度、时间等主要性能参数。结果应符合生产厂家的使用说明或指导手册的要求。

4.3.2 化学消毒

应根据消毒剂的种类特点，定期监测消毒剂的浓度、消毒时间和消毒时的温度，并记录，结果应符合该消毒剂的规定。

4.3.3 消毒效果监测

消毒后直接使用物品应每季度进行监测，监测方法及监测结果应符合 GB 15982 的要求。每次检测 3～5 件有代表性的物品。

4.4 灭菌质量的监测

4.4.1 原则

4.4.1.1 对灭菌质量采用物理监测法、化学监测法和生物监测法进行，监测结果应符合本标准的要求。

4.4.1.2 物理监测不合格的灭菌物品不得发放，并应分析原因进行改进，直至监测结果符合要求。

4.4.1.3 包外化学监测不合格的灭菌物品不得发放，包内化学监测不合格的灭菌物品和湿包不得使用。并应分析原因进行改进，直至监测结果符合要求。

4.4.1.4 生物监测不合格时，应尽快召回上次生物监测合格以来所有尚未使用的灭菌物品，重新处理；并应分析不合格的原因，改进后，生物监测连续三次合格后方可使用。

4.4.1.5 植入物的灭菌应每批次进行生物监测。生物监测合格后，方可发放。

4.4.1.6 使用特定的灭菌程序灭菌时，应使用相应的指示物进行监测。

4.4.1.7 按照灭菌装载物品的种类，可选择具有代表性的 PCD 进行灭菌效果的监测。

4.4.1.8 灭菌外来医疗器械、植入物、硬质容器、超大超重包，应遵循厂家提供的灭菌参数，首次灭菌时对灭菌参数和有效性进行测试，并进行湿包检查。

4.4.2 压力蒸汽灭菌的监测

4.4.2.1 物理监测法

4.4.2.1.1 日常监测：每次灭菌应连续监测并记录灭菌时的温度、压力和时间等灭菌参数。灭菌温度波动范围在 ±3℃内，时间满足最低灭菌时间的要求，同时应记录所有临界点的时间、温度与压力值，结果应符合灭菌的要求。

4.4.2.1.2 定期监测：应每年用温度压力检测仪监测温度、压力和时间等参数，检测仪探头放置于最难灭菌部位。

4.4.2.2 化学监测法

4.4.2.2.1 应进行包外、包内化学指示物监测。具体要求为灭菌包包外应有化学指示物，高度危险性物品包内应放置包内化学指示物，置于最难灭菌的部位。如果透过包装材料可直接观察包内化学指示物的颜色变化，则不必放置包外化学指示物。根据化学指示物颜色或形态等变化，判定是否达到灭菌合格要求。

4.4.2.2.2 采用快速程序灭菌时，也应进行化学监测。直接将一片包内化学指示物置于待灭菌物品旁边进行化学监测。

4.4.2.3 生物监测法

4.4.2.3.1 应至少每周监测一次，监测方法遵循附录 A 的要求。

4.4.2.3.2 紧急情况灭菌植入物时，使用含第 5 类化学指示物的生物 PCD 进行监测，化学指示物合格可提前放行，生物监测的结果应及时通报使用部门。

4.4.2.3.3 采用新的包装材料和方法进行灭菌时应进行生物监测。

4.4.2.3.4 小型压力蒸汽灭菌器因一般无标准生物监测包，应选择灭菌器常用的、有代表性的灭菌物品制作生物测试包或生物 PCD，置于灭菌器最难灭菌的部位，且灭菌器应处于满载状态。生物测试包或生物 PCD 应侧放，体积大时可平放。

4.4.2.3.5 采用快速程序灭菌时，应直接将一支生物指示物，置于空载的灭菌器内，经一个灭菌周期后取出，规定条件下培养，观察结果。

4.4.2.3.6 生物监测不合格时，应遵循 4.4.1.4 的规定。

4.4.2.4 B-D 试验

预真空（包括脉动真空）压力蒸汽灭菌器应每日开始灭菌运行前空载进行 B-D 测试，B-D 测试合格后，灭菌器方可使用。B-D 测试失败，应及时查找原因进行改进，监测合格后，灭菌器方可使用。小型压力蒸汽灭菌器的 B-D 试验应参照 GB/T 30690。

4.4.2.5 灭菌器新安装、移位和大修后的监测

应进行物理监测、化学监测和生物监测。物理监测、化学监测通过后，生物监测应空载连续监测三次，合格后灭菌器方可使用，监测方法应符合 GB/T 20367 的有关要求。对于小型压力蒸汽灭菌器，生物监测应满载连续监测三次，合格后灭菌器方可使用。预真空（包括脉动真空）压力蒸汽灭菌器应进行 B-D 测试并重复三次，连续监测合格后，灭菌器方可使用。

4.4.3 干热灭菌的监测

4.4.3.1 物理监测法：每灭菌批次应进行物理监测。监测方法包括记录温度与持续时间。温度在设定时间内均达到预置温度，则物理监测合格。

4.4.3.2 化学监测法：每一灭菌包外应使用包外化学指示物，每一灭菌包内应使用包内化学指示物，并置于最难灭菌的部位。对于未打包的物品，应使用一个或者多个包内化学指示物，放在待灭菌物品附近进行监测。经过一个灭菌周期后取出，据其颜色或形态的改变判断是否达到灭菌要求。

4.4.3.3 生物监测法：应每周监测一次，监测方法遵循附录 B 的要求。

4.4.3.4 新安装、移位和大修后的监测：应进行物理监测法、化学监测法和生物监测法监测（重复三次），监测合格后，灭菌器方可使用。

4.4.4 低温灭菌的监测

4.4.4.1 原则

低温灭菌器新安装、移位、大修、灭菌失败、包装材料或被灭菌物品改变，应对灭菌效果进行重新评价，包括采用物理监测法、化学监测法和生物监测法进行监测（重复三次），监测合格后，灭菌器方可使用。

4.4.4.2 环氧乙烷灭菌的监测

4.4.4.2.1 物理监测法：每次灭菌应监测并记录灭菌时的温度、压力、时间和相对湿度等灭菌参数。灭菌参数应符合灭菌器的使用说明或操作手册的要求。

4.4.4.2.2 化学监测法：每个灭菌物品包外应使用包外化学指示物，作为灭菌过程的标志，每包内最难灭菌位置放置包内化学指示物，通过观察其颜色变化，判定其是否达到灭菌合格要求。

4.4.4.2.3 生物监测法：每灭菌批次应进行生物监测，监测方法遵循附录 C 的要求。

4.4.4.3 过氧化氢低温等离子灭菌的监测

4.4.4.3.1 物理监测法：每次灭菌应连续监测并记录每个灭菌周期的临界参数如舱内压、温度、等离子体电源输出功率和灭菌时间等灭菌参数。灭菌参数应符合灭菌器的使用说明或操作手册的要求。

4.4.4.3.2 可对过氧化氢浓度进行监测。

4.4.4.3.3 化学监测法：每个灭菌物品包外应使用包外化学指示物，作为灭菌过程的标志；每包内最难灭菌位置应放置包内化学指示物，通过观察其颜色变化，判定其是否达到灭菌合格要求。

4.4.4.3.4 生物监测法：每天使用时应至少进行一次灭菌循环的生物监测，监测方法遵循附录 D 的要求。

4.4.4.4 低温蒸汽甲醛灭菌的监测

4.4.4.4.1 物理监测法：每灭菌批次应进行物理监测。详细记录灭菌过程的参数，包括灭菌温度、相对湿度、压力与时间。灭菌参数应符合灭菌器的使用说明或操作手册的要求。

4.4.4.4.2 化学监测法：每个灭菌物品包外应使用包外化学指示物，作为灭菌过程的标志；每包包内最难灭菌位置应放置包内化学指示物，通过观察其颜色变化，判定其是否达到灭菌合格要求。

4.4.4.4.3 生物监测法：应每周监测一次，监测方法遵循附录 E 的要求。

4.4.4.5 其他低温灭菌方法的监测

要求及方法应符合国家有关标准的规定。

5 质量控制过程的记录与可追溯要求

5.1 应建立清洗、消毒、灭菌操作的过程记录，内容包括：

a）应留存清洗消毒器和灭菌器运行参数打印资料或记录；

b）应记录灭菌器每次运行情况，包括灭菌日期、灭菌器编号、批次号、装载的主要物品、灭菌程序号、主要运行参数、操作员签名或代号，及灭菌质量的监测结果等，并存档。

5.2 应对清洗、消毒、灭菌质量的日常监测和定期监测进行记录。

5.3 记录应具有可追溯性，清洗、消毒监测资料和记录的保存期应 ≥ 6 个月，灭菌质量监测资料和记录的保留期应 ≥ 3 年。

5.4 灭菌标识的要求如下：

a）灭菌包外应有标识，内容包括物品名称、检查打包者姓名或代号、灭菌器编号、批次号、灭菌日期和失效日期；或含有上述内容的信息标识。

b）使用者应检查并确认包内化学指示物是否合格、器械干燥、洁净等，合格方可使用。同时将手术器械包的包外标识留存或记录于手术护理记录单上。

c）如采用信息系统，手术器械包的标识使用后应随器械回到 CSSD 进行追溯记录。

5.5 应建立持续质量改进制度及措施，发现问题及时处理，并应建立灭菌物品召回制度如下：

a）生物监测不合格时，应通知使用部门停止使用，并召回上次监测合格以来尚未使用的所有灭菌物品。同时应书面报告相关管理部门，说明召回的原因。

b）相关管理部门应通知使用部门对已使用该期间无菌物品的患者进行密切观察。

c）应检查灭菌过程的各个环节，查找灭菌失败的可能原因，并采取相应的改进措施后，重新进行生物监测 3 次，合格后该灭菌器方可正常使用。

d）应对该事件的处理情况进行总结，并向相关管理部门汇报。

5.6 应定期对监测资料进行总结分析，做到持续质量改进。

<h3 style="text-align:center">附录 A</h3>

（规范性附录）

<h3 style="text-align:center">压力蒸汽灭菌器的生物监测方法</h3>

A.1 标准生物测试包的制作方法

按照 WS/T 367 的规定，将嗜热脂肪杆菌芽孢生物指示物置于标准测试包的中心部位，生物指示物应符合国家相关管理要求。标准测试包由 16 条 41cm×66cm 的全棉手术巾制成，即每条手术巾的长边先折成 3 层，短边折成 2 层，然后叠放，制成 23cm×23cm×15cm、1.5kg 的标准测试包。

A.2 监测方法

按照 WS/T 367 的规定，将标准生物测试包或生物 PCD（含一次性标准生物测试包），对满载灭菌器的灭菌质量进行生物监测。标准生物监测包或生物 PCD 置于灭菌器排气口的上方或生产厂家建议的灭菌器内最难灭菌的部位，经过一个灭菌周期后，自含式生物指示物遵循产品说明书进行培养；如使用芽孢菌片，应在无菌条件下将芽孢菌片接种到含 10ml 溴甲酚紫葡萄糖蛋白胨水培养基的无菌试管中，经 56 ℃ ±2 ℃培养 7 天，检测时以培养基作为阴性对照（自含式生物指示物不用设阴性对照），以加入芽孢菌片的培养基作为阳性对照，观察培养结果。如果一天内进行多次生物监测，且生物指示物为同一批号，则只需设一次阳性对照。

A.3 结果判定

阳性对照组培养阳性，阴性对照组培养阴性，试验组培养阴性，判定为灭菌合格。阳性对照组培养阳性，阴性对照组培养阴性，试验组培养阳性，则灭菌不合格；同时应进一步鉴定试验组阳性的细菌是否为指示菌或是污染所致。

附录 B

（规范性附录）

干热灭菌的生物监测方法

B.1 标准生物测试管的制作方法

按照 WS/T 367 的规定，将枯草杆菌黑色变种芽孢菌片装入无菌试管内（1 片 / 管），制成标准生物测试管。生物指示物应符合国家相关管理要求。

B.2 监测方法

将标准生物测试管置于灭菌器与每层门把手对角线内、外角处，每个位置放置 2 个标准生物测试管，试管帽置于试管旁，关好柜门，经一个灭菌周期后，待温度降至 80 ℃左右时，加盖试管帽后取出试管。在无菌条件下，每管加入 5ml 胰蛋白胨大豆肉汤培养基（TSB），36 ℃±1 ℃培养 48 小时，观察初步结果，无菌生长管继续培养至第 7 日。检测时以培养基作为阴性对照，以加入芽孢菌片的培养基作为阳性对照。

B.3 结果判定

阳性对照组培养阳性，阴性对照组培养阴性，若每个测试管的肉汤培养均澄清，判为灭菌合格；若阳性对照组培养阳性，阴性对照组培养阴性，而只要有一个测试管的肉汤培养混浊，判为不合格；对难以判定的测试管肉汤培养结果，取 0.1ml 肉汤培养物接种于营养琼脂平板，用灭菌 L 棒或接种环涂匀，置 36 ℃±1 ℃培养 48 小时，观察菌落形态，并做涂片染色镜检，判断是否有指示菌生长，若有指示菌生长，判为灭菌不合格；若无指示菌生长，判为灭菌合格。

附录 C
（规范性附录）
环氧乙烷灭菌的生物监测方法

C.1 常规生物测试包的制备

取一个 20ml 无菌注射器，去掉针头，拔出针栓，将枯草杆菌黑色变种芽孢生物指示物放入针筒内，带孔的塑料帽应朝向针头处，再将注射器的针栓插回针筒（注意不要碰及生物指示物），之后用一条全棉小毛巾两层包裹，置于纸塑包装袋中，封装。生物指示物应符合国家相关管理要求。

C.2 监测方法

将常规生物测试包置于灭菌器最难灭菌的部位（所有装载灭菌包的中心部位）。灭菌周期完成后应立即将生物测试包从被灭菌物品中取出。自含式生物指示物遵循产品说明书进行培养；如使用芽孢菌片的，应在无菌条件下将芽孢菌片接种到含 5ml 胰蛋白胨大豆肉汤培养基（TSB）的无菌试管中，36 ℃ ± 1 ℃培养 48 小时，观察初步结果，无菌生长管继续培养至第 7 日。检测时以培养基作为阴性对照（自含式生物指示物不用设阴性对照），以加入芽孢菌片的培养基作为阳性对照。

C.3 结果判定

阳性对照组培养阳性，阴性对照组培养阴性，试验组培养阴性，判定为灭菌合格。阳性对照组培养阳性，阴性对照组培养阴性，试验组培养阳性，则灭菌不合格；同时应进一步鉴定试验组阳性的细菌是否为指示菌或是污染所致。

附录 D
（规范性附录）
过氧化氢低温等离子灭菌的生物监测方法

D.1 管腔生物 PCD 或非管腔生物监测包的制作

采用嗜热脂肪杆菌芽孢生物指示物制作管腔生物 PCD 或非管腔生物监测包；生物指示物的载体应对过氧化氢无吸附作用，每一载体上的菌量应达到 1×10^6 CFU，所用芽孢对过氧化氢气体的抗力应稳定并鉴定合格；所用产品应符合国家相关管理要求。

D.2 管腔生物 PCD 的监测方法

灭菌管腔器械时，可使用管腔生物 PCD 进行监测，应将管腔生物 PCD 放置于灭菌器内最难灭菌的部位（按照生产厂家说明书建议，远离过氧化氢注入口，如灭菌舱下层器械搁架的后方）。灭菌周期完成后立即将管腔生物 PCD 从灭菌器中取出，生物指示物应放置

56 ℃±2 ℃培养7天（或遵循产品说明书），观察培养结果。并设阳性对照和阴性对照（自含式生物指示物不用设阴性对照）。

D.3 非管腔生物监测包的监测方法

灭菌非管腔器械时，应使用非管腔生物监测包进行监测，应将生物指示物置于 Tyvek（特卫强）材料的包装袋内，密封式包装后，放置于灭菌器内最难灭菌的部位（按照生产厂家说明书建议，远离过氧化氢注入口，如灭菌舱下层器械搁架的后方）。灭菌周期完成后立即将非管腔生物监测包从灭菌器中取出，生物指示物应放置 56 ℃±2 ℃培养 7 天（或遵循产品说明书），观察培养结果。并设阳性对照和阴性对照（自含式生物指示物不用设阴性对照）。

D.4 结果判定

阳性对照组培养阳性，阴性对照组培养阴性，实验组培养阴性，判定为灭菌合格。阳性对照组培养阳性，阴性对照组培养阴性，实验组培养阳性，判定为灭菌失败；同时应进一步鉴定实验组阳性的细菌是否为指示菌或是污染所致。

附录 E

（规范性附录）

低温蒸汽甲醛灭菌的生物监测方法

E.1 管腔生物 PCD 或非管腔生物监测包的制作

采用嗜热脂肪杆菌芽孢生物指示物制作管腔生物 PCD 或非管腔生物监测包；生物指示物的载体应对甲醛无吸附作用，每一载体上的菌量应达到 1×10^6 CFU，所用芽孢对甲醛的抗力应稳定并鉴定合格，所用产品应符合国家相关管理要求。

E.2 管腔生物 PCD 的监测方法

灭菌管腔器械时，可使用管腔生物 PCD 进行监测，应将管腔生物 PCD 放置于灭菌器内最难灭菌的部位（按照生产厂家说明书建议，远离甲醛注入口），灭菌周期完成后立即将管腔生物 PCD 从灭菌器中取出，生物指示物应放置 56℃±2℃培养 7 天（或遵循产品说明书），观察培养结果。并设阳性对照和阴性对照（自含式生物指示物不用设阴性对照）。

E.3 非管腔生物监测包的监测方法

灭菌非管腔器械时，应使用非管腔生物监测包进行监测，应将生物指示物置于纸塑包装袋内，密封式包装后，放置于灭菌器内最难灭菌的部位（按照生产厂家说明书建议，远离甲醛注入口）。灭菌周期完成后立即将非管腔生物监测包从灭菌器中取出，生物指示物应放置 56 ℃±2 ℃培养 7 天（或遵循产品说明书），观察培养结果。并设阳性对照和阴性对照（自含式生物指示物不用设阴性对照）。

E.4 结果判定

阳性对照组培养阳性，阴性对照组培养阴性，实验组培养阴性，判定为灭菌合格。阳性对照组培养阳性，阴性对照组培养阴性，实验组培养阳性，判定为灭菌失败；同时应进一步鉴定实验组阳性的细菌是否为指示菌或是污染所致。

四、口腔器械消毒灭菌技术操作规范（WS 506—2016）

前言

本标准的 4.2.2 d）、4.3.3、4.4.3、6.1.2 a）和 c）、6.2.2、6.2.3、6.2.4、6.3、6.6.2、6.6.3、6.7.2、7.1.3 为推荐性条款，其余为强制性条款。

1 范围

本标准规定了口腔器械消毒灭菌的管理要求、基本原则、操作流程、灭菌监测、灭菌物品放行和器械储存要求。

本标准适用于各级各类开展口腔疾病预防、诊断、治疗服务的医疗机构。已实现消毒供应中心集中供应的，其口腔器械的处置方法可参照本标准执行。

2 规范性引用文件

下列文件对于本文件的应用是必不可少的。凡是注日期的引用文件，仅注日期的版本适用于本文件。凡是不注日期的引用文件，其最新版本（包括所有的修改单）适用于本文件。

GB 15982　医院消毒卫生标准

GB/T 19633　最终灭菌医疗器械的包装

WS 310.2　医院消毒供应中心第 2 部分：清洗消毒及灭菌技术操作规范

WS 310.3　医院消毒供应中心第 3 部分：清洗消毒及灭菌效果监测标准

WS/T 367　医疗机构消毒技术规范

YY 0646　小型蒸汽灭菌器　自动控制型

3 术语和定义

下列术语和定义适用于本文件。

3.1

口腔器械 dental devices

用于预防、诊断、治疗口腔疾患和口腔保健的可重复使用器械、器具和物品。

3.2

牙科小器械 small dental devices

规格较小的牙科器械，如各种型号车针、根管器具等。

3.3

牙科手机 handpiece；dental

用来向牙科工具或器具传递（带转换或不带转换）工作所需能量的手持工具夹。

3.4

根管器具 root-canal instruments

用来对根管进行探查、穿透、预备或充填的器具，如根管锉、根管扩大器、根管光滑髓针等。

3.5

牙洁治器 dental scaler

专门设计和 / 或用于清除牙齿表面牙垢的手动或电动牙科器械。

3.6

高度危险口腔器械 critical dental instruments

穿透软组织、接触骨、进入或接触血液或其他无菌组织的口腔器械。

3.7

中度危险口腔器械 semicritical dental instruments

与完整黏膜相接触，而不进入人体无菌组织、器官和血流，也不接触破损皮肤、破损黏膜的口腔器械。

3.8

低度危险口腔器械 noncritical dental instruments

不接触患者口腔或间接接触患者口腔，参与口腔诊疗服务，虽有微生物污染，但在一般情况下无害，只有受到一定量的病原微生物污染时才造成危害的口腔器械。

3.9

小型压力蒸汽灭菌器自动控制型 small steam sterilizer-automatic type

由电加热产生蒸汽或外接蒸汽的自动控制，其灭菌室容积不超过 60L 的小型自动控制蒸汽灭菌器，以下简称小型灭菌器。

3.10

A 类空腔负载 hollow load A

单端开孔负载，其长度（L）与孔直径（D）的比率大于等于 1，小于或等于 750（$1 \leqslant L/D \leqslant 750$）并且长度不大于 1 500mm（$L \leqslant 1\,500mm$），或者两端开孔负载其长度与孔直径的比率大于等于 2，小于或等于 1 500 之间（$2 \leqslant L/D \leqslant 1\,500$）并且长度不大于 3 000mm（$L \leqslant 3\,000mm$），而且不属于 B 类空腔负载。

示例：牙科手机属于 A 类空腔负载器械。

[YY 0646—2015，定义 3.4]

3.11

B 类空腔负载 hollow load B

单端开孔负载，其长度（L）与孔直径（D）的比率大于等于 1，小于或等于 5（$1 \leqslant L/D \leqslant 5$）而且孔径不小于 5mm（$D \geqslant 5mm$）；或者两端开孔负载其长度与孔直径的比率大于等于 2，小于或等于 10（2 ≤ L/D ≤ 10）而且孔径不小于 5mm（D ≥ 5mm）。

[YY 0646—2015，定义 3.5]

3.12

工艺变量 processing variable

灭菌工艺的条件，其变化会影响杀灭微生物的效果。

3.13

验证 verification

通过提供客观证据，对规定要求是否已得到满足的认定。

4 管理要求

4.1 医疗机构

4.1.1 应制定本机构口腔器械消毒灭菌工作管理制度。

4.1.2 应设立独立的器械处理区。

4.1.3 应根据口腔诊疗服务工作量配备专职或兼职口腔器械消毒灭菌工作人员。消毒灭菌的工作人员应参加岗前培训和继续教育，培训内容见附录 A。

4.2 器械处理区

4.2.1 应与口腔诊疗服务的范围和工作量相匹配，布局符合医院感染预防与控制的要求。

4.2.2 区域内分为回收清洗区、保养包装及灭菌区、物品存放区：

a）回收清洗区承担器械回收、分类、清洗、干燥工作。

b）保养包装及灭菌区承担器械保养、检查、包装、消毒和 / 或灭菌工作。

c）物品存放区存放消毒、灭菌后物品，以及去除外包装的一次性卫生用品等。

d）工作量少的口腔门诊可不设物品存放区，消毒灭菌后将物品直接放于器械储存车内。

4.2.3 回收清洗区与保养包装及灭菌区间应有物理屏障。

4.2.4 工作流程设计应由污到洁，装饰材料应耐水、易清洁，并按照所配设备预留水、电、气等管线。

4.3 设备、设施

4.3.1 应根据口腔诊疗服务的实际情况合理配置设备、设施，并应符合国家相关标准或规定。

4.3.2 应配有污物回收器具、手工清洗池、工作台、超声清洗器及灭菌设备。

4.3.3 宜配备机械清洗消毒设备、牙科手机专用自动注油养护机、医用热封机、干燥设备等。

4.4 耗材

4.4.1 清洁剂：应符合国家相关标准或规定。根据器械的材质、污染物种类，选择适用口腔器械的清洁剂。

4.4.2 消毒剂：应选择合法有效的消毒剂。

4.4.3 润滑剂：牙科手机宜选择专用清洁润滑油，使用宜遵循生产厂家或供应商提供的说明书。其他口腔器械可选水溶性润滑剂。

4.4.4 包装材料：一次性医用皱纹纸、纸塑袋、纸袋、纺织品、无纺布等应符合 GB/T 19633 的要求；牙科器械盒应具有微生物屏障作用，适合各类型车针、根管器具等器械的放置。

4.4.5 消毒灭菌监测材料：应合法有效，并在有效期内使用。

5 口腔器械处理基本原则

5.1 口腔器械应一人一用一消毒和 / 或灭菌。

5.2 高度危险口腔器械应达到灭菌水平。

5.3 中度危险口腔器械应达到灭菌水平或高水平消毒。

5.4 低度危险口腔器械应达到中或低水平消毒。

5.5 口腔器械危险程度分类与消毒灭菌要求见附录 B。

6 口腔器械处理操作流程

6.1 回收

6.1.1 口腔器械使用后应与废弃物品分开放置，及时回收。

6.1.2 口腔器械应根据器械材质、功能、处理方法的不同进行分类放置。具体如下：

a）结构复杂不易清洗的口腔器械（如牙科小器械、刮匙等）宜保湿放置，保湿液可选择生活饮用水或酶类清洁剂。

b）牙科手机、电动牙洁治器和电刀应初步去污，存放于干燥回收容器内。

c）其他器械可选择专用回收容器放置。

6.1.3 回收容器应于每次使用后清洗、消毒、干燥备用。

6.2 清洗

6.2.1 口腔器械清洗方法包括手工清洗和机械清洗（含超声波清洗）。手工、超声清洗操作方法应符合附录 C 要求；机械清洗方法应遵循生产厂家的使用说明或指导手册。

6.2.2 非电源口腔器械可选择机械清洗方法。

6.2.3 带电源口腔器械、精密复杂口腔器械宜选择手工清洗。

a）可拆的器械应拆开后分别清洗，如电动牙洁治器。

b）电动牙洁治器手柄宜选择手工清洗方法。

6.2.4 牙科小器械及其他结构复杂的器械宜首选超声清洗，清洗方法见附录 C 的 C.2。

6.2.5 牙科手机清洗应符合附录 D 要求。

6.3 干燥

6.3.1 宜选用干燥设备对器械、器具进行干燥处理。根据器械、器具的材质选择适宜的干燥温度：金属类干燥温度 70～90℃；塑料类干燥温度 65～75℃。

6.3.2 无干燥设备和不耐热的器械、器具，可使用低纤维絮擦布进行干燥处理。

6.4 检查与保养

6.4.1 应采用目测或使用带光源放大镜对干燥后的口腔器械进行检查。器械表面、螺旋结构处、关节处应无污渍、水渍等残留物质和锈斑。对清洗质量不合格的器械应重新处理；损坏或变形的器械应及时更换。

6.4.2 牙科手机的保养见附录 D。

6.5 消毒方法选择

6.5.1 物理消毒方法应首选湿热消毒，湿热消毒参数符合 WS 310.2 要求；清洗消毒器消毒方法见附录 C 的 C.3。

6.5.2 化学消毒方法应符合 WS/T 367 的要求。

6.6 包装

6.6.1 应根据器械特点和使用频率选择包装材料。

6.6.2 低度、中度危险的口腔器械可不包装，消毒或灭菌后直接放入备用清洁容器内保存。

6.6.3 牙科小器械宜选用牙科器械盒盛装。

6.6.4 封包要求如下：

a）包外应有灭菌化学指示物，并标有物品名称、包装者、灭菌器编号、灭菌批次、灭菌日期及失效期，如只有 1 个灭菌器时可不标注灭菌器编号。

b）口腔门诊手术包的包内、包外均应有化学指示物。

c）纸塑袋包装时应密封完整，密封宽度 ≥ 6mm，包内器械距包装袋封口处 ≥ 2.5cm。纸袋包装时应密封完整。

d）医用热封机在每日使用前应检查参数的准确性。

6.7 灭菌方法选择

6.7.1 口腔器械应首选压力蒸汽灭菌，选择小型灭菌器灭菌应符合附录 E 要求。

6.7.2 碳钢材质的器械宜选干热灭菌。

6.7.3 其他灭菌方法应符合 WS 310.2 要求。

7 监测要求

7.1 消毒监测

7.1.1 湿热消毒：每次应监测温度、时间，并记录。

7.1.2 化学消毒：应根据消毒剂种类定期监测化学消毒剂的浓度、消毒时间，并记录。

7.1.3 消毒效果监测：消毒后直接使用的物品宜至少每季度监测一次，监测方法及结果判读符合 WS/T 367 的要求。

7.2 灭菌监测

7.2.1 小型灭菌器监测应符合附录 E。

7.2.2 其他灭菌器灭菌方法的监测应符合 WS 310.3 相关规定。

7.2.3 每个灭菌周期运行均应形成文件记录，文件记录应保存 3 年，记录格式内容见附录 F。

8 消毒与灭菌物品放行

8.1 消毒物品放行

8.1.1 机械热力消毒应检查额定参数（温度、时间），所得参数符合要求时，消毒物品方可放行。

8.1.2 用化学消毒剂消毒物品时应检查其消毒时间、浓度，符合 WS/T 367 的要求时，物品方可放行。

8.2 灭菌物品放行

8.2.1 每一灭菌周期结束后应检查所有物理参数、化学指示物，所得数据、指示物的显示与规定灭菌参数一致时，灭菌物品方可放行。

8.2.2 灭菌周期的各种监测或参数不合格时不应放行，应查找灭菌失败原因，重新调整后再进行物理、化学监测，合格后灭菌器方可再次使用，必要时做生物监测，并应记录全过程。

9 器械储存

9.1 储存区应配备物品存放柜（架）或存放车，并应每周对其进行清洁消毒。并注意以下事项：

a）灭菌物品和消毒物品应分开放置，并有明显标识；

b）采用灭菌包装的无菌物品储存有效期见表 9-8；

表 9-8 包装材料无菌有效期

包装类型	棉布或牙科器械盒	一次性纸袋	一次性皱纹纸和医用无纺布	一次性纸塑袋
有效期 /d	7	30	180	180

c）裸露灭菌及一般容器包装的高度危险口腔器械灭菌后应立即使用，最长不超过 4 小时；

d）中、低度危险口腔器械消毒或灭菌后置于清洁干燥的容器内保存，保存时间不宜超过 7 天。

9.2 储存室内环境应符合 GB 15982 要求。

附录 A

（规范性附录）

培训内容与管理要求

A.1 医疗机构应为消毒灭菌人员提供参加技术培训机会，培训应有文字记录或证明。

A.2 专兼职消毒灭菌工作人员，每年应至少参加消毒灭菌专业技术培训 1 次。

A.3 培训内容应包括《传染病防治法》、《医院感染管理办法》、WS/T 367、职业暴露的预防等相关知识和表 9-9 所列培训内容和本标准内容。

表 9-9 消毒灭菌人员培训内容

类别	培训内容
回收清洗	污染器械的安全回收；器械去污和清洁；清洗设备使用；清洗方法选择；个人防护用品的正确使用
消毒与监测	消毒方法的选择；消毒药液的配比；消毒设备的使用；消毒效果的监测
消毒、灭菌前准备	清洗后器械的检查；器械保养方法的选择；待灭菌物品包装的选择；灭菌前质量检查
灭菌与监测	灭菌器使用；灭菌物品装载；灭菌程序选择；物理监测方法；化学监测方法；生物监测方法；各类监测的周期；监测结果判定；灭菌后放行标准
储存	储存条件与有效期
文件管理	灭菌监测记录；灭菌器维修保养及处理记录；各种记录保存时间

附录 B

（规范性附录）

口腔器械危险程度分类与消毒、灭菌、储存要求

口腔器械危险程度分类与消毒、灭菌、储存见表 9-10。牙科手机灭菌后应清洁保存。

表 9-10 口腔器械危险程度分类与消毒、灭菌、储存

危险程度	口腔器械分类	消毒、灭菌水平	储存要求
高度危险	拔牙器械：拔牙钳、牙挺、牙龈分离器、牙根分离器、牙齿分离器、凿等	灭菌	无菌保存
	牙周器械：牙洁治器、刮治器、牙周探针、超声工作尖等		
	根管器具：根管扩大器、各类根管锉、各类根管扩孔钻、根管充填器等		
	手术器械：包括种植牙、牙周手术、牙槽外科手术用器械、种植牙用和拔牙用牙科手机等		
	其他器械：牙科车针、排龈器、刮匙、挖匙、电刀头等		

续表

危险程度	口腔器械分类	消毒、灭菌水平	储存要求
中度危险	检查器械:口镜、镊子、器械盘等	灭菌或 高水平消毒	清洁保存
	正畸用器械:正畸钳、带环推子、取带环钳子、金冠剪等		
	修复用器械:去冠器、拆冠钳、印模托盘、垂直距离测量尺等		
	各类充填器;银汞合金输送器		
	其他器械:牙科手机、卡局式注射器、研光器、吸唾器、用于舌、唇、颊的牵引器、三用枪头、成形器、开口器、金属反光板、拉钩、挂钩、口内 X 光片夹持器、橡皮障夹、橡皮障夹钳等		
低度危险	调刀:模型雕刻刀、钢调刀、蜡刀等	中、低度水平消毒	清洁保存
	其他器械:橡皮调拌碗、橡皮障架、打孔器、牙锤、聚醚枪、卡尺、抛光布轮、技工钳等		

附录 C

（规范性附录）

器械、器具和物品的清洗操作方法

C.1 手工清洗

C.1.1 操作程序

C.1.1.1 冲洗:将器械、器具和物品置于流动水下冲洗，初步去除污染物。

C.1.1.2 冲洗后，应用酶清洁剂或其他清洁剂浸泡后刷洗、擦洗。

C.1.1.3 漂洗:刷洗、擦洗后，再用流动水清洗。

C.1.2 注意事项

C.1.2.1 手工清洗时水温宜为 15℃～30℃。

C.1.2.2 去除干固的污渍宜先用酶清洁剂浸泡，浸泡时间和酶清洁剂使用液浓度参考生产厂家使用说明书，浸泡后再行刷洗或擦洗。

C.1.2.3 刷洗操作应在水面下进行，防止产生气溶胶。

C.1.2.4 管腔器械应用压力水枪冲洗，可拆卸部分应拆开后清洗。

C.1.2.5 应选用相匹配的刷洗用具、用品，避免器械磨损。

C.1.2.6 清洗用具、清洗池等应每日清洁和消毒。

C.2 超声清洗

C.2.1 操作程序

C.2.1.1 冲洗:流动水下冲洗器械，初步去除污染物。

C.2.1.2 洗涤:清洗器内注入清洗用水，并添加清洁剂。水温应≤45℃应将器械放入篮筐中，浸没于水面下，管腔内注满水。

C.2.1.3 终末漂洗:使用流动水进行漂洗。

C.2.1.4 超声清洗操作，应遵循生产厂家的使用说明或指导手册。

C.2.2 注意事项

C.2.2.1 清洗时应盖好超声清洗机盖子，防止产生气溶胶。

C.2.2.2 应根据器械的不同材质选择相匹配的超声频率和时间。

C.2.2.3 牙科小器械使用超声清洗时宜配备专用网篮。

C.3 自动清洗消毒

C.3.1 适用于耐湿热物品的清洗和消毒，如玻璃调拌板、金属调拌刀、橡皮碗等。

C.3.2 根据器械的形状和特性选择适宜的清洗盛装架，精细和锐利器械应固定放置。

C.3.3 清洗消毒器用水应符合清洗设备说明书要求，预洗阶段水温不应高于 45℃。

C.3.4 消毒温度与时间应符合 WS 310.2 要求。

C.3.5 应定期检查设备的清洗消毒效果。

C.3.6 注意事项如下：

a）可拆卸器械清洗时应拆开清洗，器械轴节应充分打开；

b）选择不同清洗消毒程序时应注意确认消毒参数；

c）应定时检查清洁剂泵、管是否通畅。

附录 D

（规范性附录）

牙科手机清洗、保养方法

D.1 **牙科手机清洗保养原则**

D.1.1 牙科手机应根据内部结构或功能选择适宜的清洗保养方法。

D.1.2 特殊用途牙科手机，应遵循生产厂家或供应商提供的使用说明进行清洗与保养。

D.2 **牙科手机清洗方法**

D.2.1 手工清洗方法

D.2.1.1 牙科手机使用后在带车针情况下使用牙科综合治疗台水、气系统冲洗牙科手机内部水路、气路 30 秒，如图 9-1。

D.2.1.2 将牙科手机从快接口或连线上卸下，取下车针，去除表面污染物，如图 9-2。

a）带光纤牙科手机可用气枪吹净光纤表面的颗粒和灰尘，擦净光纤表面污渍；

b）带螺纹的牙科手机表面可用软毛刷在流动水下清洗，如图 9-3。

D.2.1.3 使用压力罐装清洁润滑油清洁牙科手机进气孔管路，或使用压力水枪冲洗进气孔内部管路，然后使用压力气枪进行干燥。

D.2.1.4 注意事项如下：

a）使用压力罐装清洁润滑油过程中使用透明塑料袋或纸巾包住机头部，避免油雾播散，如图 9-4：

b）部件可拆的种植牙专用手机应拆开清洗；不可拆的种植牙专用手机可选用压力水枪进行内部管路清洗；

c）使用压力水枪清洗牙科手机后应尽快使用压力气枪进行内部气路的干燥，避免轴承损坏；

d）压力水枪和压力气枪的压力宜在 200～250kPa，不宜超过牙科手机使用说明书标注压力；

e）牙科手机不应浸泡在液体溶液内清洗；

f）使用罐装清洁润滑油清洁内部的过程中，如有污物从机头部位流出，应重复 D.2.1.3 操作直到 无污油流出为止。

D.2.2 机械清洗方法

D.2.2.1 表面清洁应符合 D.2.1.2。

D.2.2.2 牙科手机放入机械清洗设备内，固定牙科手机，选择正确的清洗程序。

D.2.2.3 机械清洗设备内应配有牙科手机专用接口，其清洗水流、气流符合牙科手机的内部结构。

D.2.2.4 机械清洗设备用水宜选用去离子水、软水或蒸馏水。

D.2.2.5 注意事项如下：

a）电源马达不应使用机械清洗机清洗；

b）牙科手机清洗后内部管路应进行充分干燥；

c）牙科手机不宜选用超声波清洗；

d）牙科手机不宜与其他口腔器械同时清洗。

D.3 牙科手机保养

D.3.1 手工保养方法

D.3.1.1 用压力罐装润滑油连接相匹配的注油适配器或接头对牙科手机注入润滑油，如图 9-5。

D.3.1.2 牙科手机夹持器械的部位（卡盘或三瓣簧）应每日注油，如图 9-6。

D.3.1.3 内油路式牙科手机宜采用油脂笔对卡盘或三瓣簧和轴承进行润滑，图 9-7。

D.3.1.4 低速牙科弯机和牙科直机注油可参考以上注油方式（若适用），特殊注油方式应参考厂家或供应商使用说明书执行。

D.3.1.5 注意事项如下：

a）清洁注油时应将注油接头与牙科手机注油部位固定，以保证注油效果；

b）避免油雾播散应符合 D.2.1.4a）要求；

c）选择压力罐装清洁润滑油对牙科手机进行清洁的可以不用再次注入润滑油。

D.3.2 机械保养方法

D.3.2.1 将牙科手机连接相匹配的注油适配器或接头后插入自动注油养护机内进行

注油。

D.3.2.2 选择适宜的注油程序。

D.4 其他方法

牙科手机可选择清洗注油灭菌一体机进行清洗、润滑保养。

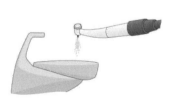

图 9-1　牙科手机内部冲洗

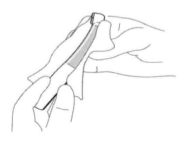

图 9-2　牙科手机表面清洁

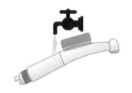

图 9-3　带螺纹牙科手机表面清洁

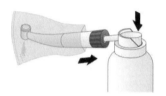

图 9-4　避免油雾播散

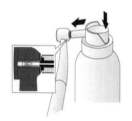

图 9-5　牙科手机手工注油

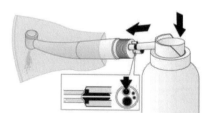

图 9-6　牙科手机卡盘或三瓣簧注油

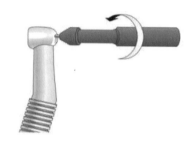

图 9-7　内油路式牙科手机油脂笔注油

附录 E
（规范性附录）
小型灭菌器灭菌与监测要求

E.1 灭菌要求

E.1.1 灭菌周期

E.1.1.1 根据待灭菌物品的危险程度、负载范围选择灭菌周期。小型灭菌器周期见表9-11。

E.1.1.2 不同分类的灭菌周期和相关的设置只能应用于指定类型物品的灭菌。对于特定负载的灭菌过程需要通过验证。

表 9-11　小型灭菌器灭菌周期

灭菌器周期	灭菌负载范围
B 类灭菌周期	用于所有包装的和无包装的实心负载、A 类空腔负载和多孔渗透负载的灭菌
N 类灭菌周期 [a]	用于无包装的实心负载的灭菌
S 类灭菌周期 [b]	用于制造商规定的特殊灭菌物品，包括无包装实心负载和至少以下一种情况：多孔渗透性物品、小量多孔渗透性条状物、A 类空腔负载、B 类空腔负载、单层包装物品和多层包装物品

[a] N 类灭菌周期不能用于牙科手机等管腔类器械的灭菌。
[b] S 类灭菌周期应有生产厂或供应商提供可灭菌口腔器械的类型、灭菌验证方法。

E.1.2 灭菌参数

灭菌参数见表9-12。

其使用中温度上限、相对压力波动范围可参考小型灭菌器使用说明书。

表 9-12　灭菌参数

温度 /℃	最短灭菌时间 /min	相对压力 /kPa
121	15	103.6
132	4	185.4
134	3	202.8

注：相对压力一般指表压，是测量系统相对于大气压的压力值。

E.1.3 灭菌前准备

E.1.3.1 每日设备运行前应进行安全检查，包括：压力表处于"零"的位置；记录打印装置处于备用状态；灭菌柜门密封圈平整无松懈；柜门安全锁扣能够灵活开、关；柜内冷凝水排出口通畅；电源、水源等连接妥当。

E.1.3.2 打开电源，开机预热，选择相应灭菌周期。

E.1.3.3 灭菌器用水应符合 YY 0646 要求。

E.1.4 **灭菌装载**

E.1.4.1 灭菌物品不能超过该灭菌器最大装载量。

E.1.4.2 灭菌器应配有灭菌架或托盘，托盘应有足够的孔隙使蒸汽穿透。

E.1.4.3 使用灭菌架摆放包装类灭菌物品，物品间应留有一定的间隙。

E.1.4.4 使用托盘摆放纸塑包装器械和无包装器械应单层摆放，不可重叠。

E.1.4.5 配套使用器械应分开灭菌，如牙科手机与车针、电动牙洁治器手柄与工作尖等。

E.1.4.6 待灭菌物品应干燥后装入灭菌器内。

E.1.5 **灭菌器维护**

E.1.5.1 应根据生产厂家或供应商提供的使用说明对灭菌器进行维护。

E.1.5.2 灭菌器操作人员应对灭菌器进行日常维护，包括检查灭菌门密封圈、排放滤网、灭菌舱内外表面的清洁、更换记录器打印纸等。

E.1.5.3 灭菌器调试或更换消耗性的部件，如记录装置、过滤器、蒸汽阀、排水管、密封圈等应由经过专业培训的人员进行维护。

E.1.5.4 灭菌器使用满 12 个月或使用中出现故障时应由专业人员进行全面维护。

E.1.5.5 灭菌器的日常维护、年度维护、维修或调试均应形成文字记录。

E.2 灭菌器监测要求

E.2.1 物理参数监测

E.2.1.1 每一灭菌周期应监测物理参数，并记录工艺变量。

E.2.1.2 工艺变量及变化曲线应由灭菌器自动监控，并打印。

E.2.1.3 工艺变量结果应符合附录 E 中表 E.2 灭菌参数要求。

E.2.2 **化学监测**

E.2.2.1 每个灭菌周期应进行化学监测，并记录监测结果。

E.2.2.2 化学监测应将包内化学指示物放置在常用的、有代表性的灭菌包或盒内，置于灭菌器最难灭菌的部位。裸露灭菌的实心器械可将包内化学指示物放于器械旁进行监测。空腔器械可选择化学 PCD 进行监测。

E.2.2.3 应通过观察化学指示物颜色变化，判定是否暴露于灭菌工艺变量或达到灭菌要求。

E.2.3 生物监测

E.2.3.1 生物监测包应选择灭菌器常用的、有代表性的灭菌包制作，或使用生物 PCD，置于灭菌器最难灭菌的部位，且灭菌器应处于满载状态。

E.2.3.2 使用中的灭菌器应每月进行生物监测。

E.2.3.3 生物监测方法和结果判断应符合 WS 310.3 标准要求。

E.2.4 注意事项

E.2.4.1 小型灭菌器每使用满 12 个月或维修后应同时进行物理监测、化学监测和生物监测，合格后灭菌器方可正常使用。

E.2.4.2 小型灭菌器新安装或更换主要部件时应进行灭菌性能确认，验证方法应符合国家相关要求。

附录 F

（资料性附录）

灭菌器灭菌周期运行记录表

灭菌器灭菌周期运行记录见表 9-13。

表 9-13　灭菌周期运行记录表

灭菌日期： 年 月 日	灭菌器标识(编号)：	灭菌周期:B 类□ S 类□ N 类□	灭菌锅次:第 锅
化学监测:合格□不合格□未测□	生物监测:合格□不合格□未测□		其他监测 [a]:合格□不合格□
工艺变量监测(物理参数):合格□ 不合格□ 自动打印工艺变量粘贴处(灭菌压力、温度、时间)			
灭菌装载物说明 [b] 或编号 [c]：			
确定监测数据:灭菌物品放行□		放行人员签名：	
[a] 注明监测方法。 [b] 注明灭菌的包装类型、主要器械名称。如纸塑包装类器械、多孔布包、器械盒等。 [c] 如牙科手机为 01,牙科小器械为 02 等。			

五、《软式内镜清洗消毒技术规范》(WS 507—016)

前言

本标准的 4.1.1、4.1.2、5.2.7、5.2.8、5.3.3、5.3.7、5.3.8、5.3.9b)、5.3.11c) 2)、5.3.11e) 2)、5.3.11f) 2)、6.1.2c)、6.1.4a) 1)、6.2.2g)、6.3.2、6.4.5a) 1)、7.1.2、7.6.4 为推荐性条款，其余为强制性条款。

1 范围

本标准规定了软式内镜清洗消毒相关的管理要求、布局及设施、设备要求、清洗消毒操作规程、监测与记录等内容。

本标准适用于开展软式内镜诊疗工作的医疗机构。

注：本标准中的"内镜"系指软式内镜。

2 规范性引用文件

下列文件对于本文件的应用是必不可少的。凡是注日期的引用文件，仅注日期的版本适用于本文件。凡是不注日期的引用文件，其最新版本（包括所有的修改单）适用于本文件。

GB 5749   生活饮用水卫生标准

GB 15982   医院消毒卫生标准

GB 28234   酸性氧化电位水生成器安全与卫生标准

GB 30689   内镜自动清洗消毒机卫生要求

WS/T311   医院隔离技术规范

WS/T313   医务人员手卫生规范

WS/T367   医疗机构消毒技术规范

3 术语和定义

下列术语和定义适用于本文件。

3.1

软式内镜   flexible endoscope

用于疾病诊断、治疗的可弯曲的内镜。

3.2

清洗 cleaning

使用清洗液去除附着于内镜的污染物的过程。

3.3

漂洗 rinsing

用流动水冲洗清洗后内镜上残留物的过程。

3.4

终末漂洗   final rinsing

用纯化水或无菌水对消毒后的内镜进行最终漂洗的过程。

3.5

清洗液 cleaning soluton

按照产品说明书，将医用清洗剂加入适量的水配制成使用浓度的液体。

4 管理要求

4.1 医疗机构的管理要求

4.1.1 有条件的医院宜建立集中的内镜诊疗中心（室），负责内镜诊疗及清洗消毒工作。

4.1.2 内镜的清洗消毒也可由消毒供应中心负责，遵循本标准开展工作。

4.1.3 应将内镜清洗消毒工作纳入医疗质量管理，制定和完善内镜诊疗中心（室）医院感染管理和内镜清洗消毒的各项规章制度并落实，加强监测。

4.1.4 护理管理、人事管理、医院感染管理、设备及后勤管理等部门，应在各自职权范围内，对内镜诊疗中心（室）的管理履行以下职责：

a）根据工作量合理配置内镜诊疗中心（室）的工作人员。

b）落实岗位培训制度。将内镜清洗消毒专业知识和相关医院感染预防与控制知识纳入内镜诊疗中心（室）人员的继续教育计划。

c）对内镜诊疗中心（室）清洗、消毒、灭菌工作和质量监测进行指导和监督，定期进行检查与评价。

d）发生可疑内镜相关感染时，组织、协调内镜诊疗中心（室）和相关部门进行调查分析，提出改进措施。

e）对内镜诊疗中心（室）新建、改建与扩建的设计方案进行卫生学审议；对清洗、消毒与灭菌设备的配置与质量指标提出意见。

f）负责设备购置的审核（合格证、技术参数）；建立对厂家设备安装、检修的质量审核、验收制度；专人负责内镜诊疗中心（室）设备的维护和定期检修，并建立设备档案。

g）保障内镜诊疗中心（室）的水、电、压缩空气的供给和质量，定期进行设施、管道的维护和检修。

4.2 内镜诊疗中心（室）的管理要求

4.2.1 应建立健全岗位职责、清洗消毒操作规程、质量管理、监测、设备管理、器械管理、职业安全防护、继续教育和培训等管理制度和突发事件的应急预案。

4.2.2 应有相对固定的专人从事内镜清洗消毒工作，其数量与本单位的工作量相匹配。

4.2.3 应指定专人负责质量监测工作。

4.2.4 工作人员进行内镜诊疗或者清洗消毒时，应遵循标准预防原则和 WS/T 311 的要求做好个人防护，穿戴必要的防护用品。不同区域人员防护着装要求见附录 A。

4.2.5 内镜诊疗中心（室）的工作人员应接受与其岗位职责相应的岗位培训和继续教育，正确掌握以下知识与技能：

a）内镜及附件的清洗、消毒、灭菌的知识与技能；

b）内镜构造及保养知识；

c）清洗剂、消毒剂及清洗消毒设备的使用方法；

d）标准预防及职业安全防护原则和方法；

e）医院感染预防与控制的相关知识。

5 布局及设施、设备要求

5.1 基本要求

5.1.1 内镜诊疗中心（室）应设立办公区、患者候诊室（区）、诊疗室（区）、清洗消毒室（区）、内镜与附件储存库（柜）等，其面积应与工作需要相匹配。

5.1.2 应根据开展的内镜诊疗项目设置相应的诊疗室。

5.1.3 不同系统（如呼吸、消化系统）软式内镜的诊疗工作应分室进行。

5.2 内镜诊疗室

5.2.1 诊疗室内的每个诊疗单位应包括诊查床 1 张、主机（含显示器）、吸引器、治疗车等。

5.2.2 软式内镜及附件数量应与诊疗工作量相匹配。

5.2.3 灭菌内镜的诊疗环境至少应达到非洁净手术室的要求。

5.2.4 应配备手卫生装置，采用非手触式水龙头。

5.2.5 应配备口罩、帽子、手套、护目镜或防护面罩等。

5.2.6 注水瓶内的用水应为无菌水，每天更换。

5.2.7 宜采用全浸泡式内镜。

5.2.8 宜使用一次性吸引管。

5.3 清洗消毒室

5.3.1 应独立设置。

5.3.2 应保持通风良好。

5.3.3 如采用机械通风，宜采取"上送下排"方式，换气次数宜≥ 10 次 /h，最小新风量宜达到 2 次 /h。

5.3.4 清洗消毒流程应做到由污到洁，应将操作规程以文字或图片方式在清洗消毒室适当的位置张贴。

5.3.5 不同系统（如呼吸、消化系统）软式内镜的清洗槽、内镜自动清洗消毒机应分开设置和使用。

5.3.6 应配有以下设施、设备：

a）清洗槽。手工清洗消毒操作还应配备漂洗槽、消毒槽、终末漂洗槽。

b）全管道灌流器。

c）各种内镜专用刷。

d）压力水枪。

e）压力气枪。

f）测漏仪器。

g）计时器。

h）内镜及附件运送容器。

i）低纤维絮且质地柔软的擦拭布、垫巾。

j）手卫生装置，采用非手触式水龙头。

5.3.7 宜配备动力泵（与全管道灌流器配合使用）、超声波清洗器。

5.3.8 宜配备内镜自动清洗消毒机。

5.3.9 内镜自动清洗消毒机相关要求应符合 GB 30689 的规定，主要包括：

a）应具备清洗、消毒、漂洗、自身消毒功能；

b）宜具备测漏、水过滤、干燥、数据打印等功能。

5.3.10 灭菌设备：用于内镜灭菌的低温灭菌设备应符合国家相关规定。

5.3.11 清洗消毒室的耗材应满足以下要求：

a）水：应有自来水、纯化水、无菌水。自来水水质应符合 GB 5749 的规定。纯化水应符合 GB 5749 的规定，并应保证细菌总数 ≤ 10CFU/100ml；生产纯化水所使用的滤膜孔径应 ≤ 0.2μm，并定期更换。无菌水为经过灭菌工艺处理的水。必要时对纯化水或无菌水进行微生物学检测。

b）压缩空气：应为清洁压缩空气。

c）医用清洗剂应满足以下要求：

1）应选择适用于软式内镜的低泡医用清洗剂；

2）可根据需要选择特殊用途的医用清洗剂，如具有去除生物膜作用的医用清洗剂。

d）医用润滑剂：应为水溶性，与人体组织有较好的相容性，不影响灭菌介质的穿透性和器械的机械性能。

e）消毒剂应满足以下要求：

1）应适用于内镜且符合国家相关规定，并对内镜腐蚀性较低；

2）可选用邻苯二甲醛、戊二醛、过氧乙酸、二氧化氯、酸性氧化电位水、复方含氯消毒剂，也可选用其他消毒剂；

3）部分消毒剂使用方法见附录 B；

4）酸性氧化电位水应符合 GB 28234 的规定。

f）灭菌剂应满足以下要求：

1）应适用于内镜且符合国家相关规定，并对内镜腐蚀性较低；

2）可选用戊二醛、过氧乙酸，也可选用其他灭菌剂；

3）部分灭菌剂使用方法见附录 B。

g）消毒剂浓度测试纸：应符合国家相关规定。

h）干燥剂：应配备 75% ~ 95% 乙醇或异丙醇。

5.3.12 个人防护用品：应配备防水围裙或防水隔离衣、医用外科口罩、护目镜或防护面罩、帽子、手套、专用鞋等。

5.4 内镜与附件储存库（柜）

内表面应光滑、无缝隙，便于清洁和消毒，与附件储存库（柜）应通风良好，保持干燥。

6 清洗消毒操作规程

6.1 基本原则

6.1.1 所有软式内镜每次使用后均应进行彻底清洗和高水平消毒或灭菌。

6.1.2 软式内镜及重复使用的附件、诊疗用品应遵循以下原则进行分类处理：

a）进入人体无菌组织、器官，或接触破损皮肤、破损黏膜的软式内镜及附件应进行灭菌；

b）与完整黏膜相接触，而不进入人体无菌组织、器官，也不接触破损皮肤、破损黏膜的软式内镜及附属物品、器具，应进行高水平消毒；

c）与完整皮肤接触而不与黏膜接触的用品宜低水平消毒或清洁。

6.1.3 内镜清洗消毒应遵循以下流程（图 9-8）。

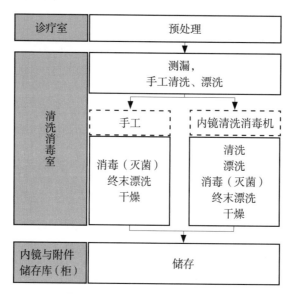

图 9-8 软式内镜清洗消毒流程

6.1.4 注意事项如下：

a）内镜使用后应按以下要求测漏：

1）宜每次清洗前测漏；

2）条件不允许时，应至少每天测漏 1 次。

b）内镜消毒或灭菌前应进行彻底清洗。

c）清洗剂和消毒剂的作用时间应遵循产品说明书。确诊或疑似分枝杆菌感染患者使用过的内镜及附件，其消毒时间应遵循产品的使用说明。

d）消毒后的内镜应采用纯化水或无菌水进行终末漂洗，采用浸泡灭菌的内镜应采用无菌水进行终末漂洗。

e）内镜应储存于清洁、干燥的环境中。

f）每日诊疗工作开始前，应对当日拟使用的消毒类内镜进行再次消毒、终末漂洗、干燥后，方可用于患者诊疗。

6.2 手工操作流程

6.2.1 预处理流程如下：

a）内镜从患者体内取出后，在与光源和视频处理器拆离之前，应立即用含有清洗液的湿巾或湿纱布擦去外表面污物，擦拭用品应一次性使用；

b）反复送气与送水至少 10 秒；

c）将内镜的先端置入装有清洗液的容器中，启动吸引功能，抽吸清洗液直至其流入吸引管；

d）盖好内镜防水盖；

e）放入运送容器，送至清洗消毒室。

6.2.2 测漏流程如下：

a）取下各类按钮和阀门；

b）连接好测漏装置，并注入压力；

c）将内镜全浸没于水中，使用注射器向各个管道注水，以排出管道内气体；

d）首先向各个方向弯曲内镜先端，观察有无气泡冒出；再观察插入部、操作部、连接部等部分是否有气泡冒出；

e）如发现渗漏，应及时保修送检；

f）测漏情况应有记录；

g）也可采用其他有效的测漏方法。

6.2.3 清洗流程如下：

a）在清洗槽内配制清洗液，将内镜、按钮和阀门完全浸没于清洗液中。

b）用擦拭布反复擦洗镜身，应重点擦洗插入部和操作部。擦拭布应一用一更换。

c）刷洗软式内镜的所有管道，刷洗时应两头见刷头，并洗净刷头上的污物；反复刷洗至没有可见污染物。

d）连接全管道灌流器，使用动力泵或注射器将各管道内充满清洗液，浸泡时间应遵循产品说明书。

e）刷洗按钮和阀门，适合超声清洗的按钮和阀门应遵循生产厂家的使用说明进行超声清洗。

f）每清洗 1 条内镜后清洗液应更换。

g）将清洗刷清洗干净，高水平消毒后备用。

6.2.4 漂洗流程如下：

a）将清洗后的内镜连同全管道灌流器、按钮、阀门移入漂洗槽内；

b）使用动力泵或压力水枪充分冲洗内镜各管道至无清洗液残留；

c）用流动水冲洗内镜的外表面、按钮和阀门；

d）使用动力泵或压力气枪向各管道充气至少 30 秒，去除管道内的水分；

e）用擦拭布擦干内镜外表面、按钮和阀门，擦拭布应一用一更换。

6.2.5 消毒（灭菌）流程如下：

a）将内镜连同全管道灌流器，以及按钮、阀门移入消毒槽，并全部浸没于消毒液中；

b）使用动力泵或注射器，将各管道内充满消毒液，消毒方式和时间应遵循产品说明书；

c）更换手套，向各管道至少充气 30 秒，去除管道内的消毒液；

d）使用灭菌设备对软式内镜灭菌时，应遵循设备使用说明书。

6.2.6 终末漂洗流程如下：

a）将内镜连同全管道灌流器，以及按钮、阀门移入终末漂洗槽；

b）使用动力泵或压力水枪，用纯化水或无菌水冲洗内镜各管道至少 2 分钟，直至无消毒剂残留；

c）用纯化水或无菌水冲洗内镜的外表面、按钮和阀门；

d）采用浸泡灭菌的内镜应在专用终末漂洗槽内使用无菌水进行终末漂洗；

e）取下全管道灌流器。

6.2.7 干燥流程如下：

a）将内镜、按钮和阀门置于铺设无菌巾的专用干燥台。无菌巾应每 4 小时更换 1 次。

b）用 75% ~ 95% 乙醇或异丙醇灌注所有管道。

c）使用压力气枪，用洁净压缩空气向所有管道充气至少 30 秒，至其完全干燥。

d）用无菌擦拭布、压力气枪干燥内镜外表面、按钮和阀门。

e）安装按钮和阀门。

6.3 内镜清洗消毒机操作流程

6.3.1 使用内镜清洗消毒机前应先遵循 6.2.1、6.2.2、6.2.3、6.2.4 的规定对内镜进行预处理、测漏、清洗和漂洗。

6.3.2 清洗和漂洗可在同一清洗槽内进行。

6.3.3 内镜清洗消毒机的使用应遵循产品使用说明。

6.3.4 无干燥功能的内镜清洗消毒机，应遵循 6.2.7 的规定进行干燥。

6.4 复用附件的清洗消毒与灭菌

6.4.1 附件使用后应及时浸泡在清洗液里或使用保湿剂保湿，如为管腔类附件应向管腔内注入清洗液。

6.4.2 附件的内外表面及关节处应仔细刷洗，直至无可见污染物。

6.4.3 采用超声清洗的附件，应遵循附件的产品说明书使用医用清洗剂进行超声清洗。清洗后用流动水漂洗干净，干燥。

6.4.4 附件的润滑应遵循生产厂家的使用说明。

6.4.5 根据 6.1.2 选择消毒或灭菌方法：

a）耐湿、耐热附件的消毒：

1）可选用热力消毒，也可采用消毒剂进行消毒；

2）消毒剂的使用方法应遵循产品说明书；

3）使用消毒剂消毒后，应采用纯化水或无菌水漂洗干净，干燥备用。

b）耐湿、耐热附件的灭菌首选压力蒸汽灭菌；不耐热的附件应采用低温灭菌设备或化学灭菌剂浸泡灭菌，采用化学灭菌剂浸泡灭菌后应使用无菌水漂洗干净，干燥备用。

6.5 储存

6.5.1 内镜干燥后应储存于内镜与附件储存库（柜）内，镜体应悬挂，弯角固定钮应置于自由位，并将取下的各类按钮和阀门单独储存。

6.5.2 内镜与附件储存库（柜）应每周清洁消毒 1 次，遇污染时应随时清洁消毒。

6.5.3 灭菌后的内镜、附件及相关物品应遵循无菌物品储存要求进行储存。

6.6 设施、设备及环境的清洁消毒

6.6.1 每日清洗消毒工作结束，应对清洗槽、漂洗槽等彻底刷洗，并采用含氯消毒剂、过氧乙酸或其他符合国家相关规定的消毒剂进行消毒。

6.6.2 每次更换消毒剂时，应彻底刷洗消毒槽。

6.6.3 每日诊疗及清洗消毒工作结束后，应对内镜诊疗中心（室）的环境进行清洁和消毒处理。

7 监测与记录

7.1 内镜清洗质量监测

7.1.1 应采用目测方法对每件内镜及其附件进行检查。内镜及其附件的表面应清洁、无污渍。清洗质量不合格的，应重新处理。

7.1.2 可采用蛋白残留测定、ATP 生物荧光测定等方法，定期监测内镜的清洗效果。

7.2 使用中的消毒剂或灭菌剂监测

7.2.1 浓度监测

7.2.1.1 应遵循产品使用说明书进行浓度监测。

7.2.1.2 产品说明书未写明浓度监测频率的，一次性使用的消毒剂或灭菌剂应每批次进行浓度监测；重复使用的消毒剂或灭菌剂配制后应测定一次浓度，每次使用前进行监测；消毒内镜数量达到规定数量的一半后，应在每条内镜消毒前进行测定。

7.2.1.3 酸性氧化电位水应在每次使用前，应在使用现场酸性氧化电位水出水口处，分别测定 pH 和有效氯浓度。

7.2.2 染菌量监测

每季度应监测 1 次，监测方法应遵循 WS/T 367 的规定。

7.3 内镜消毒质量监测

7.3.1 消毒内镜应每季度进行生物学监测。监测采用轮换抽检的方式，每次按 25% 的比例抽检。内镜数量少于等于 5 条的，应每次全部监测；多于 5 条的，每次监测数量应不低于 5 条。

7.3.2 监测方法应遵循 GB 15982 的规定，消毒合格标准：菌落总数 ≤ 20CFU/ 件。

7.3.3 当怀疑医院感染与内镜诊疗操作相关时，应进行致病性微生物检测，方法应遵循 GB 15982 的规定。

7.4 内镜清洗消毒机的监测

7.4.1 内镜清洗消毒机新安装或维修后，应对清洗消毒后的内镜进行生物学监测，监测合格后方可使用。

7.4.2 内镜清洗消毒机的其他监测，应遵循国家的有关规定。

7.5 手卫生和环境消毒质量监测

7.5.1 每季度应对医务人员手消毒效果进行监测，监测方法应遵循 WS/T313 的规定。

7.5.2 每季度应对诊疗室、清洗消毒室的环境消毒效果进行监测，监测方法应遵循 WS/T 367 的规定。

7.6 质量控制过程的记录与可追溯要求

7.6.1 应记录每条内镜的使用及清洗消毒情况，包括：诊疗日期、患者标识与内镜编号（均应具唯一性）、清洗消毒的起止时间以及操作人员姓名等。

7.6.2 应记录使用中消毒剂浓度及染菌量的监测结果。

7.6.3 应记录内镜的生物学监测结果。

7.6.4 宜留存内镜清洗消毒机运行参数打印资料。

7.6.5 应记录手卫生和环境消毒质量监测结果。

7.6.6 记录应具有可追溯性，消毒剂浓度监测记录的保存期应 ≥ 6 个月，其他监测资料的保存期应 ≥ 3 年。

附录 A

（规范性附录）

内镜诊疗中心（室）不同区域人员防护着装要求

内镜诊疗中心（室）不同区域人员防护着装要求见表 9-14。

表 9-14 内镜诊疗中心（室）不同区域人员防护着装要求

区域	防护着装						
	工作服	手术帽	口罩	手套	护目镜或面罩	防水围裙或防水隔离衣	专用鞋
诊疗室	√	√	√	√	△		
清洗消毒室	√	√	√	√	√	√	√

注：√应使用，△宜使用。

附录 B（规范性附录）

部分消毒（灭菌）剂使用方法见表 9-15

表 9-15　部分消毒（灭菌）剂使用方法

消毒（灭菌）剂	高水平消毒及灭菌参数	使用方式	注意事项
邻苯二甲醛（OPA）	浓度：55%（0.5% ~ 0.6%）时间：消毒 ≥ 5min	1. 内镜清洗消毒机。2. 手工操作：消毒液应注满各管道，浸泡消毒	1. 易使衣服、皮肤、仪器等染色。2. 接触蒸气可能刺激呼吸道和眼睛
戊二醛（GA）	浓度：≥ 2%（碱性）时间：支气管镜消毒浸泡时间 ≥ 20min；其他内镜消毒 ≥ 10min；结核分枝杆菌、其他分枝杆菌等特殊感染患者使用后的内镜浸泡 ≥ 45min；灭菌 ≥ 10 h	1. 内镜清洗消毒机。2. 手工操作：消毒液应注满各管道，浸泡消毒	1. 对皮肤、眼睛和呼吸具有致敏性和刺激性，并能引发皮炎、结膜炎、鼻腔发炎及职业性哮喘，宜在内镜清洗消毒机中使用。2. 易在内镜及清洗消毒设备上形成硬结物质
过氧乙酸（PAA）	浓度：0.2% ~ 0.35%（体积分数）时间：消毒 ≥ 5min，灭菌 ≥ 10min	内镜清洗消毒机	对皮肤、眼睛和呼吸道有刺激性
二氧化氯	浓度：100 ~ 500mg/L 时间：消毒 3 ~ 5min	1. 内镜清洗消毒机。2. 手工操作：消毒液应注满各管道，浸泡消毒	活化率低时产生较大刺激性气味，宜在内镜清洗消毒机中使用
酸性氧化电位水（AEOW）	主要指标：有效氯浓度 60mg/L ± 10mg/L；pH 2.0 ~ 3.0；氧化还原电位 ≥ 1 100 mV；残留氯离子 ≤ 1 000mg/L。时间：消毒 3 ~ 5min	1. 酸性氧化电位水内镜清洗消毒机。2. 手工操作：使用专用连接器将酸性氧化电位水出水口与内镜各孔道连接，流动浸泡消毒	1. 在存在有机物质的情况下，消毒效果会急剧下降，消毒前清洗应彻底。尤其对污染严重、不易清洗的内镜（如肠镜等），应增加刷洗次数，延长清洗时间，保证清洗质量。2. 应采用流动浸泡方式消毒。3. 消毒后纯化水或无菌水冲洗 30 s

注 1：表中所列的消毒（灭菌）剂，其具体使用条件与注意事项等遵循产品使用说明书。

注 2：表中未列明的同类或其他消毒（灭菌）剂，其使用方式与注意事项等遵循产品使用说明书。

第二节　推荐性卫生行业标准

一、《医院隔离技术规范》(WS/T.311—2009)

内容：本标准规定了医院隔离的管理要求、建筑布局与隔离要求、医务人员防护用品的使用和不同传播途径疾病的隔离与预防。

二、《医务人员手卫生规范》(WS/T 313—2009)

内容：本标准规定了医务人员手卫生的管理与基本要求、手卫生设施、洗手与卫生手消毒、外科手消毒及手卫生效果的监测等。

三、《医疗机构消毒技术规范》(WS/T 367—2012)

内容：本标准规定了医疗机构消毒的管理要求；消毒与灭菌的基本原则；清洗与清洁；消毒与灭菌方法；清洁、消毒与灭菌效果的监测。

四、《医院医用织物洗涤消毒技术规范》(WS/T 508—2016)

内容：本标准规定了医院医用织物洗涤消毒的基本要求，分类收集、运送与储存操作要求，洗涤、消毒的原则与方法，清洁织物卫生质量要求，资料管理与保存要求。本标准适用于医院和提供医用织物洗涤服务的社会化洗涤服务机构。其他医疗机构可参照执行。

五、《医疗机构环境表面清洁与消毒管理规范》(WS/T 512—2016)

内容：本标准规定了医疗机构建筑物内部表面与医疗器械设备表面的清洁与消毒的管理要求、清洁与消毒原则、日常清洁与消毒、强化清洁与消毒、清洁工具复用处理要求等。本标准适用于各级各类医疗机构。承担环境清洁服务的机构可参照执行。

六、《医院感染监测规范》(WS/T312—2009)

内容：本标准规定了医院感染监测的管理与要求、监测方法及医院感染监测质量保证。

第三节 国家标准

一、灭菌设备及配件

（一）《大型蒸汽灭菌器技术要求自动控制型》（GB 8599—2008）

内容：本标准规定了大型灭菌器技术要求——自动控制型的术语和定义、型式与基本参数、要求和试验方法。适用于可装载一个或多个灭菌单元、容积大于 60L 的大型蒸汽灭菌器。该灭菌器主要用于医疗保健产品及其附件的灭菌。按本标准设计和生产的灭菌器应考虑产品寿命周期中的环境因素的影响。本标准不适用于手动控制型的大型蒸汽灭菌器。

（二）《过氧化氢气体等离子体低温灭菌装置的通用要求》（GB 27955—2011）

内容：本标准规定了过氧化氢气体等离子体低温灭菌装置的命名、技术要求、检验方法、使用范围、标签、标识、包装、产品标签和使用说明。本标准适用于医疗器械灭菌的过氧化氢气体等离子体低温灭菌装置。

（三）《过氧化氢低温等离子体灭菌器》（GB/T 32309—2015）

内容：本标准规定了过氧化氢低温等离子体低温灭菌器的术语和定义、要求、试验方法、检验规则和标志、包装、使用说明书、运输和储存。适用于仅以过氧化氢为灭菌介质，能够产生等离子体的低温灭菌器。

（四）《压力容器 第 1 部分：通用要求》（GB/T 150.1—2011）

内容：本标准规定了金属制压力容器的建造要求，本部分规定了金属制压力容器材料、设计、制造、校验和验收的通用要求。

（五）《一般压力表》（GB/T 1226—2010）

内容：本标准规定了一般压力表的术语及定义、产品分类、技术要求、试验方法、校验规则和标志、包装与贮存要求。本标准适用于弹簧管（C 形管、盘簧管、螺旋管）等机械指针式压力表、真空表及压力真空表。本标准包含了不锈钢压力表、外壳为异形（如方形）的压力表。

（六）《安全阀一般要求》（GB/T 12241—2005）

内容：本标准规定了安全阀的术语，设计和性能要求，试验，排量确定，当量排量计算，标志和铅封，质量保证体系以及安装、调整、维护和修理等一般要求。本标准适用于流道直径大于或等于 8mm，整定压力大于或等于 0.1MPa 的各类安全阀。本标准对安全阀的使用温度未予以限定。

（七）《减压阀一般要求》（GB/T 12244—2006）

内容：本标准规定了减压阀的术语和定义、订货要求、压力 - 温度等级、材料、技术要求、性能要求、试验方法、检验规则、标志及供货等内容。本标准适用于公称压力PN10 ~ PN63，公称尺寸 DN20 ~ DN300，介质为气体、蒸汽、水等管道用减压阀。

（八）《小型压力蒸汽灭菌器效果监测方法和评价要求》(GB/T 30690—2014)

内容：本标准规定了小型压力蒸汽灭菌器的分类与用途、验证方法、监测方法及评价指标。本标准适用于容积不超过 60L 的压力蒸汽灭菌器。

二、包装材料

（一）《最终灭菌医疗器械的包装》(GB/T 19633—2005)

内容：本标准规定了用于最终灭菌医疗器械包装（或是在工厂中生产，或是在医疗保健机构中生产）的一次性使用材料和可再次使用的容器的要求。概述了最终灭菌医疗器械制造者对包装过程开发和确认的主要要求，成型和密封被认为是最关键的过程，但其他过程操作也对最终包装有影响。本标准为最通用的操作和技术提供了指南。标准同时规定了评价无菌医疗器械包装性能的基本要求，其目的是为医疗器械设计者和制造者对包装在加工、运输和贮存过程中对器械部件保护的全性能的鉴定提出试验和评价框架。本标准不包括在无菌状态下生产的产品的包装，在这些情况下，应有附加要求确保包装和包装过程不会形成产品污染源。

（二）《最终灭菌医疗器械包装　第 1 部分：材料、无菌屏障系统和包装系统的要求》(GB/T 19633.1—2015)

内容：GB/T 19633 的本部分规定了材料、预成形无菌屏障系统、无菌屏障系统和预期在使用前保持最终灭菌医疗器械无菌的包装系统的要求和试验方法。本部分适用于工业、医疗机构以及任何将医疗器械装入无菌屏障系统后灭菌的情况。本部分未包括无菌制造医疗器械的无菌屏障系统和包装系统的全部要求。对药物与器械组合的情况，还可能需要有其他要求。

（三）《最终灭菌医疗器械包装　第 2 部分：成形、密封和装配过程的确认和要求》(GB/T 19633.2—2015)

内容：本部分规定了最终灭菌医疗器械的包装过程的开发与确认要求，这些过程包括了预成形无菌屏障系统、无菌屏障系统和包装系统的形成、密封和装配。本部分适用于工业、医疗机构对医疗器械的包装和灭菌。

三、化学指示物

（一）《医疗保健产品灭菌　化学指示物　第 1 部分：通则》(GB 18282.1—2015)

内容：本部分规定了指示物一般要求和测试方法，这些指示物是通过物理的和 / 或化学的物质变化来显示其暴露于灭菌过程，并用于检测获得规定的单个或多个灭菌过程参数，它们不依赖于对微生物的存活或失活反应。本部分的要求和测试方法适用于 GB 18282 的其他部分规定的所有指示物，除其他部分修改或增加的要求外，这种情况特定的部分的要求将适用。

（二）《医疗保健产品灭菌 化学指示物 第3部分：用于BD类蒸汽渗透测试的二类指示物系统》（GB 18282.3—2009）

内容：GB 18282的本部分规定了用于已包装的（例如器械）和多孔的负载灭菌用蒸汽灭菌器蒸汽渗透测试中所使用的化学指示物的要求。作此用途的指示物即为ISO11140-1中所述的二类指示物。符合GB 18282的本部分要求的指示物应结合符合EN 285要求的标准测试包一并使用。GB 18282的本部分对标准测试包的性能不作考虑，仅对指示物系统的性能作要求。

（三）《医疗保健产品灭菌 化学指示物 第4部分：用于替代性BD类蒸汽渗透测试的二类指示物》（GB 18282.4—2009）

内容：GB 18282的本部分规定了二类指示物的性能要求，在针对医疗保健包装产品（如器械和多孔性负载等）灭菌用蒸汽灭菌器进行的BD类测试中，该二类指示物可供选择使用。符合GB 18282的本部分要求的指示物结合有一种特殊材料作为测试负载。测试负载可以一次性使用，也可以重复使用。GB 18282的本部分对测试负载未作要求，但规定了结合有专用测试负载的指示物的性能要求。符合GB 18282的本部分要求的指示物可用于确认蒸汽渗透不足，但无需指明其产生原因。本部分不包含确认此指示物系统对不带负压排气过程的灭菌器是否适用的测试方法。

（四）《医疗保健产品灭菌 化学指示物 第5部分：用于BD类空气排除测试的二类指示物》（GB 18282.5—2015）

内容：GB 18282的本部分规定了用于BD类空气排除测试的二类指示物，用于评估预真空灭菌周期中预真空阶段的空气排除效果。此外，本部分包括符合这些性能要求所使用的测试方法和设备。

（五）《医疗保健产品灭菌 化学指示物选择、使用和结果判断指南》（GB/T 32310—2015）

内容：本标准为化学指示物的选择、使用和结果判断提供指南，这些化学指示物应用于灭菌过程的定义、确认以及常规检测和全面控制。本标准中的化学指示物是通过物质的物理和/或化学变化来显示其暴露于灭菌过程，用于监测灭菌过程中的一个或多个变量，这些化学指示物不依赖于生命有机体的存活或失活。本标准不适用于在物理去除微生物（例如过滤）的过程中所使用的指示物。本标准也不适用于在组合过程（例如清洗消毒器或在线清洗（CIP）和在线灭菌（SIP）的组合过程）中使用的指示物。

四、生物指示物

（一）《医疗保健产品灭菌 生物指示物 第1部分：通则》（GB 18281.1—2015）

内容：GB 18281的本部分规定了拟用与确认和监测灭菌周期的生物指示物（包括染菌体、试验菌悬液）及其他组成部分在生产、标识、检测方法和性能方面的通用要求。本部分的基本要求适用于 GB 18281 的其他各部分。对于用于特殊灭菌过程中的生物指示物的要求在 GB18281 的其他部分都有所规定。本部分适用于没有特殊要求的生物指示物。本部分不适用于依靠物理方式去除微生物的检测体系，例如过滤过程或利用清洗消毒器或流通蒸汽等物理和 / 或机械方法去除微生物的过程。然而，本部分应包含相应的微生物测试系统的内容。

（二）《医疗保健产品灭菌　生物指示物　第 2 部分：环氧乙烷用生物指示物》（GB 18281.2—2015）

内容：GB 18281 的本部分规定了拟在评价灭菌器性能和灭菌过程是采用的试验微生物、菌悬液、染菌载体、生物指示物的专用要求和试验方法，该灭菌器使用纯环氧乙烷或它与其他稀释气体混合进行灭菌，灭菌温度范围为 29℃ ~ 65℃。

（三）《医疗保健产品灭菌　生物指示物　第 3 部分：湿热灭菌用生物指示物》（GB 18281.3—2015）

内容：GB 18281 本部分规定了拟在评价使用湿热作为灭菌介质时的湿热灭菌过程中的试验微生物、悬液、染菌载体、生物指示物的要求和试验方法。本部分所规定的生物指示物适用于使用干饱和蒸汽的湿热灭菌过程，不适用于使用空气混合物蒸汽的湿热灭菌过程。

（四）《医疗保健产品灭菌　生物指示物　第 4 部分：干热灭菌用生物指示物》（GB 18281.4—2015）

内容：GB 18281 的本部分规定了拟在评价灭菌器性能和灭菌过程时采用的试验微生物、菌悬液、染菌载体、生物指示物的专用要求和试验方法，该灭菌器使用干热空气进行灭菌，灭菌温度范围为 120 ~ 180℃。

（五）《医疗保健产品灭菌　生物指示物　第 5 部分：低温蒸汽甲醛灭菌用生物指示物》（GB 18281.5—2015）

内容：本部分规定了测试微生物、菌悬液、染菌载体、生物指示物和利用低温蒸汽甲醛为灭菌剂来评估灭菌处理效果的生物指示物测试方法的通用要求。

（六）《医疗保健产品灭菌　生物指示物　选择、使用及检验结果判断指南》（GB/T 19972—2005）

内容：应用生物指示物对灭菌工艺进行设定、确认和日常监测时，本标准对生物指示物的选择、使用及检验结果判断提供指南。本标准适用于已有现行国家标准的各种生物指示物。本标准不考虑那些仅靠物理方法清除微生物的工艺，如过滤法。也不适用于各种组合工艺的使用，如洗涤消毒器或对管道进行冲洗和汽蒸。本标准亦不适用于采用液体灭菌的工艺。

（七）《医疗保健产品灭菌　生物与化学指示物　测试设备》（GB/T 24628—2009）

内容：本标准规定了测试设备的要求，该设备用于测试蒸汽、环氧乙烷、干热和汽化过氧化氢灭菌过程的化学与生物指示物是否符合 GB 18282.1 对化学指示物或 GB 18281 系列对生物指示物的要求。本标准还提供资料性方法信息，有助于确定生物与化学指示物用于预期用途的性能特征，也可用于指示物的常规质量控制测试。本标准未提及证明化学或生物指示物符合 GB 18281 和 GB 18282 所采用的方法，因为这些方法已包括在上述标准的相关部分中。用于复合过程，如清洗消毒器所用的指示物，未包括在本标准中。

五、灭菌介质、环境和职业防护

（一）《生活饮用水卫生标准》（GB 5749—2006）

内容：本标准规定了生活饮用水水质卫生要求、生活饮用水水源水质卫生要求、集中式供水单位卫生要求、二次供水卫生要求、涉及生活饮用水卫生安全产品卫生要求、水质监测和水质检验方法。

（二）《生活饮用水标准检验方法　无机非金属指标》（GB/T 5750.5—2006）

内容：本标准规定了生活饮用水中硫酸盐、氯化物、氟化物、氰化物、硝酸盐氮、硫化物、磷酸盐、硼、氨氮、亚硝酸盐、碘化物的测定方法。本标准适用于生活饮用水及其水源水中硫酸盐、氯化物、氟化物、氰化物、硝酸盐氮、硫化物、磷酸盐、硼、氨氮、亚硝酸盐、碘化物的测定。

（三）《工作场所有害因素职业接触限值　化学有害因素》（GBZ 2.1—2007）

内容：本标准规定了工作场所化学有害因素的职业接触限值。本标准适用于工业企业卫生设计及存在或产生化学有害因素的各类工作场所。适用于工作场所卫生状况、劳动条件、劳动者接触化学因素的程度、生成装置泄漏、防护措施效果的监测、评价、管理及职业卫生监督检查等。本部分不适用于非职业性接触。

六、其他

（一）《医院消毒卫生标准》（GB 15982—2012）

内容：本标准规定了医院消毒卫生标准、医院消毒管理要求以及检查方法。本标准适用于各级各类医疗机构。各级疾病预防控制机构和采供血机构按照执行。

（二）《消毒与灭菌效果评价方法与标准》（GB 15981—1995）

内容分为：第一篇压力蒸汽灭菌效果评价方法与标准，第二篇紫外线表面消毒效果评价方法与标准，第三篇液体消毒剂消毒效果评价方法与标准。

（三）《小型压力蒸汽灭菌器灭菌效果监测方法和评价要求》（GB/T 30690—2014）

内容：本标准规定了小型压力蒸汽灭菌器的分类与用途、验证方法、监测方法及评价指标。本标准适用于容积不超过 60L 的压力蒸汽灭菌器。

（四）《医疗器械消毒剂卫生要求》（GB/T 27949—2011）

内容：本标准规定了医疗器械消毒剂的技术要求、试验方法、使用方法、标志、标签和说明书及注意事项。本标准适用于医疗器械消毒、灭菌用消毒剂。本标准不适用于带消毒因子发生装置的消毒器械及气体类或在特定条件下气化后发挥作用的消毒、灭菌产品。

（五）《医疗保健产品灭菌　湿热　第 1 部分：医疗器械灭菌过程的开发、确认和常规控制要求》（GB 18278.1—2015）

内容：本标准替代了标准 GB/T 20367—2006，本部分规定了医疗器械湿热灭菌的开发、确认和常规控制要求。本部分包含以下灭菌过程：①饱和蒸汽 - 重力排气系统；②饱和蒸汽 - 动力排气系统；③空气蒸汽混合气体；④水喷淋；⑤水浸没。

本规定没规定对海绵状脑病病原体灭活过程的开发、确认和常规控制要求。

第四节　相关行业标准

一、清洗消毒设备

《清洗消毒器　第 1 部分：通用要求、术语定义和试验》（YY/T 0734.1—2009）

规定了自动控制的清洗消毒器及其附件的通用要求、术语定义和试验。本部分适用于对可重复使用的医疗器械和对医疗结构、制药、兽医等领域的物品进行清洁和消毒的清洗消毒器。处理特殊负载的清洗消毒器的要求和试验由 YY/T 0734 的其他部分或其他标准规定。本部分不适用于洗衣或餐饮业中使用的清洗消毒设备。本部分也不适用于对负载进行灭菌处理或被指定为"灭菌器"的设备，这些设备的要求在其他标准中加以规定，例如：GB 8599—2008。本部分规定的性能要求，可能无法确保传染性海绵状脑病的致病因子（朊蛋白）的灭活或除去效果。

二、灭菌设备

（一）《小型蒸汽灭菌器　自动控制型》（YY/T 0646—2015）

内容：本标准规定了小型蒸汽灭菌器自动控制型的分类、基本参数、试验方法和检验规则等要求。本标准适用于由电加热产生蒸汽或外接蒸汽，其灭菌室容积不超过 60L，且不能装载一个灭菌单元（300mm×300mm×600mm）的自动控制型小型蒸汽灭菌器。本标准不适用于密闭性液体的灭菌。本标准不适用于立式蒸汽灭菌器和手提式蒸汽灭菌器。本标准未规定涉及使用风险范围的安全要求，未规定湿热灭菌的确认和常规控制的要求。

（二）《热空气型干热灭菌器》（YY 1275—2016）

内容：本标准规定了热空气型干热灭菌器的术语和定义、要求、试验方法、检验规则和标志、包装、使用说明书、运输和储存等。适用于以对流空气为灭菌介质的干热灭菌器。该灭菌器主要用于实验室、护理诊所、医院和其他医疗保健场所的医疗器械及其附件的灭菌。本标准不适用于传导型或辐射型干热灭菌器，未规定涉及使用风险范围的安全要求，未规定干热（热空气）灭菌的确认和常规控制及干热除热原的要求。

（三）《环氧乙烷灭菌器》（YY 0503—2016）

内容：本标准规定了环氧乙烷灭菌器的术语和定义、分类与标记、要求、试验方法、检验规则、标志、使用说明书和包装、运输、贮存。本标准适用于最高工作压力低于100kPa、采用环氧乙烷液化气体灭菌的环氧乙烷灭菌器。该灭菌器用于工业生产灭菌和医用灭菌。

（四）《医用低温蒸汽甲醛灭菌器》（YY/T 0679—2016）

内容：本标准规定了医用低温蒸汽甲醛灭菌器的术语和定义、型式与标记、要求、试验方法、标志和使用说明书、包装、运输、贮存。本标准规定的灭菌器主要利用低温蒸汽和甲醛混合气体对不耐热医疗物品进行灭菌。本标准未涉及低温蒸汽甲醛灭菌过程的有效性确认和日常质量控制要求，但本标准中的试验方法和设备可参考用于灭菌器的验证和日常控制。

（五）《压力蒸汽灭菌设备用弹簧全启式安全阀》（YY 0154—2013）

内容：本标准规定了压力蒸汽灭菌设备用弹簧全启式安全阀的术语和定义、分类与标记、要求、试验方法、检验规则、标志与使用说明书和包装、运输、贮存及供货。本标准适用于整定压力不大于 0.4MPa，公称通经大于或等于 8mm 的压力蒸汽灭菌设备用弹簧全启式安全阀。该安全阀供设计压力不大于 0.4MPa，灭菌温度在 115～150℃范围内的压力蒸汽灭菌设备使用。

（六）《压力蒸汽灭菌设备用疏水阀》（YY/T 0159—2005）

内容：本标准规定了压力蒸汽灭菌设备用疏水阀的分类与标记、要求、试验方法、检验规则和标志、使用说明书、包装、运输、贮存。本标准适用于工作压力不大于 0.4MPa 压力蒸汽灭菌设备用疏水阀。

三、包装

（一）《最终灭菌医疗器械包装材料　第 2 部分：灭菌包裹材料　要求和试验方法》（YY/T 0698.2—2009）

内容：YY/T 0698 的本部分提供了预期在使用前保持最终灭菌医疗器械无菌的预成形屏障系统和包装系统的材料的要求和试验方法。

（二）《最终灭菌医疗器械包装材料　第 4 部分：纸袋　要求和试验方法》（YY/T 0698.4—2009）

内容：YY/T 0698 的本部分提供了用 YY/T 0698 的第 3 部分规定的纸制造的纸袋的要求和试验方法，本部分规定的纸袋适用于最终灭菌的医疗器械的包装。

（三）《最终灭菌医疗器械包装材料 第5部分：透气材料与塑料膜组成的可密封组合袋和卷材 要求和试验方法》（YY/T 0698.5—2009）

内容：YY/T 0698 的本部分规定了用符合 YY/T 0698 第 3 部分、第 6 部分、第 7 部分、第 9 部分或第 10 部分透气材料和符合本部分 4.2.2 规定的塑料膜组成的可密封组合袋和卷材的要求和试验方法。本部分规定的可密封组合袋和卷材适用于最终灭菌的医疗器械的包装。可密封组合袋和卷材作为预成形无菌屏障系统，重要的是使使用者在打开包装前能看到内装物，以便于无菌操作。

（四）《最终灭菌医疗器械包装材料 第8部分：蒸汽灭菌器用重复性使用灭菌容器 要求和试验方法》（YY/T 0698.8—2009）

内容：YY/T 0698 的本部分提供了重复性使用蒸汽灭菌容器的要求和试验方法。本部分所规定的容器预期用作医疗器械在符合 EN285 的蒸汽灭菌器中灭菌时的包装系统，然后用于器械的运输和贮存。

四、其他

（一）《医疗器械蒸汽灭菌过程挑战装置适用性的测试方法》（YY/T 1402—2016）

内容：本标准适用于证实过程挑战装置在除气及蒸汽渗透方面比其模拟的医疗器械更难达到灭菌条件的测试方法。本标准规定的过程挑战装置适用于符合 GB 8599—2008 要求的大型灭菌器和 YY 0646—2008 要求的小型灭菌器（含 B 型周期）。本标准确认合格的过程挑战装置仅对被模拟的医疗器械有效。本标准没有规定过程挑战装置的设计及材料。

（二）《医疗器械 用于医疗器械标签、标记和提供信息的符号 第1部分：通用要求》（YY/T 0466.1—2016）

内容：YY/T 0466 的本部分确定了用于医疗器械标记的符号的要求，该标记符号传达了安全和有效使用医疗器械的信息，也列出了满足本部分要求的符号。本部分适用于在全球销售因此需要满足不同法规要求的范围广泛的医疗器械上使用的符号。这些符号可被用于医疗器械上、器械包装上或相关文件中，本部分的要求不预期用于其他标准中规定的符号。

（三）《标示"无菌"医疗器械的要求 第1部分：最终灭菌医疗器械的要求》（YY/T 0615.1—2007）

内容：本部分规定了标示"无菌"最终灭菌医疗器械的要求。（注：医疗器械只有当使用了一个确认过的灭菌过程，才可以标示"无菌"，GB 18278、GB 18279、GB 18280、GB/T 19974、ISO 14160 规定了医疗器械灭菌的确认和常规控制的要求）。

（姜华 张晓春）

参考文献

[1] 任伍爱.消毒供应中心管理指南 [M].北京:科学技术文献出版社,2006.

[2] 薛广波.实用消毒学 [M].北京:人民军医出版社,1993.

[3] 李六亿,刘玉村.医院感染管理学 [M].北京:北京大学医学出版社,2010.

[4] 冯秀兰,彭刚艺.医院消毒供应中心建设与管理工作指南 [M].广州:广东科技出版社,2011.

[5] 钟秀玲,郭燕红.医院消毒供应中心的管理理论与实践 [M].北京:中国协和医科大学出版社,2014.

[6] 刘玉村,梁铭会.医院消毒供应中心岗位培训教程 [M].北京:人民军医出版社,2013.